The SAC Classification in Implant Dentistry

U0198687

牙种植学的SAC分类
The SAC Classification
in Implant Dentistry
第2版

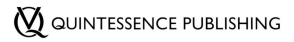
QUINTESSENCE PUBLISHING

Berlin | Chicago | Tokyo
Barcelona | London | Milan | Mexico City | Paris | Prague | Seoul | Warsaw
Beijing | Istanbul | Sao Paulo | Zagreb

牙种植学的SAC分类
The SAC Classification in Implant Dentistry

第2版

A. DAWSON, W. MARTIN, W. D. POLIDO

主编　（澳）安东尼·道森（Anthony Dawson）
（美）威廉·马丁（William C. Martin）
（美）沃尔德马·波利多（Waldemar D. Polido）

主译　宿玉成

译者　刘　倩　吴子昂　周文洁　周文娟　晏　奇　廖一林

北方联合出版传媒（集团）股份有限公司
辽宁科学技术出版社

图文编辑

张 浩 刘玉卿 肖 艳 刘 菲 康 鹤 王静雅 纪凤薇 杨 洋 戴 军 张军林

Original title:
The SAC Classification in Implant Dentistry

© 2021 Quintessenz Verlags-GmbH
Ifenpfad 2–4, 12107 Berlin, Germany
www.quintessence-publishing.com

© 2024，辽宁科学技术出版社。
著作权合同登记号：06–2023第177号。

图书在版编目（CIP）数据

牙种植学的SAC分类 /（澳）安东尼·道森（Anthony Dawson），（美）威廉·马丁（William C. Martin），（美）沃尔德马·波利多（Waldemar D. Polido）主编；宿玉成主译. — 2版. —沈阳：辽宁科学技术出版社，2024.9
　　ISBN 978–7–5591–3419–6

　　Ⅰ. ①牙… Ⅱ. ①安… ②威… ③沃… ④宿… Ⅲ. ①牙再植－分类法 Ⅳ. ①R782.12

中国国家版本馆CIP数据核字（2024）第025355号

出版发行：辽宁科学技术出版社
　　　　　（地址：沈阳市和平区十一纬路25号　邮编：110003）
印　刷　者：深圳市福圣印刷有限公司
经　销　者：各地新华书店
幅面尺寸：210mm×280mm
印　　张：10.5
插　　页：4
字　　数：210千字
出版时间：2024年9月第1版
印刷时间：2024年9月第1次印刷
出 品 人：陈　刚
责任编辑：金　烁
封面设计：袁　舒
版式设计：袁　舒
责任校对：李　硕

书　　号：ISBN 978–7–5591–3419–6
定　　价：298.00元

投稿热线：024–23280336
邮购热线：024–23280336
E-mail:cyclonechen@126.com
http://www.lnkj.com.cn

序

The SAC Classification in Implant Dentistry

约20年前，国际口腔种植学会（ITI）正式制定了SAC分类，将口腔种植治疗程序分为了3个水准的难度：简单、复杂、高度复杂。并于2009年出版了《牙种植学的SAC分类》，是广大口腔医生期待已久的工具，从此，为患者制订治疗计划时即可使用SAC评估工具对治疗风险进行分类，清晰明了。使用SAC评估工具评估者相关风险因素和治疗方案已经成为众多从业者的一项标准程序，有助于获得更具可预期性的治疗实施与治疗效果。SAC分类已成为口腔专业人士公认的客观且循证的框架，也已成为博士前和研究生培训计划的宝贵教育工具。

近年来，随着牙科材料、技术以及临床技巧的革新，国际口腔种植学会（ITI）决定重新审视SAC分类，并以更新的形式呈现给医生：一种能够在任何所需的设备与计算机上访问的电子书的形式。以促进并传播牙种植学和相关组织再生各个方面的知识为使命，国际口腔种植学会（ITI）向领域内所有专业人士推荐这一SAC评估工具。

国际口腔种植学会（ITI）
主席

国际口腔种植学会（ITI）
教育委员会主任

致谢

尽管是老生常谈，但也是事实：如果没有一支庞大团队的投入与辛勤工作，本项目无法成功。因此，我们感谢下列成员与团队。

感谢ITI董事会的信任，让我们能更新SAC分类这一ITI"皇冠上的明珠"。这是一项令人振奋的任务，众所周知，SAC分类在牙种植领域广泛应用且广受临床医生青睐。我们感谢ITI董事会给予的信任与支持。

ITI总部的工作人员在项目全程给予了我们支持。从组织会议的活动团队，到提供材料的沟通与教育团队，所有成员都热忱且自愿地帮助我们。特别值得一提的是，衷心感谢我们的项目经理Kati Benthaus和Katalina Cano，他们全程给予了我们指导。

感谢Stefan Keller及其在FERN的IT行家们，他们把我们线上工具的梦想转为了现实。

也感谢Änne Kappeler和精萃出版集团团队的专业精神和耐心，使我们能够制作出令我们所有人真正引以为豪的精品。

当然，如果没有我们在瑞士苏黎世和德国柏林会议共识小组同事们的支持，我们无法取得任何成就，他们为这一新工具的框架做出了不懈的努力。同样感谢ITI教育委员会的成员和Beta版内测人员，以及为本书贡献素材的所有人员。团队取得的成就如此之多，远远超过了笔者努力的总和。

最后，也是最重要的，感谢我们的爱人、孩子等家人的理解与支持。没有你们，我们不可能取得成功。

Anthony Dawson   William C. Martin   Waldemar D. Polido

主编、译者

主编

Anthony Dawson, BDS, MDS, FRACDS
    Associate Professor in Prosthodontics
    School of Dentistry and Medical Sciences
    Charles Sturt University
    346 Leeds Parade
    Orange, New South Wales 2800
    Australia
    Email: tdawson@csu.edu.au

William C. Martin, DMD, MS, FACP
    Clinical Professor and Director
    Center for Implant Dentistry
    Department of Oral and Maxillofacial Surgery
    College of Dentistry
    University of Florida
    1395 Center Drive, Rm D7-6
    Gainesville, Florida 32610
    United States of America
    Email: wmartin@dental.ufl.edu

Waldemar D. Polido, DDS, MS, PhD
    Clinical Professor, Department of Oral and
    Maxillofacial Surgery and Hospital Dentistry
    Co-Director, Center for Implant, Esthetic and
    Innovative Dentistry
    Indiana University School of Dentistry
    1121 W Michigan St, DS 109C
    Indianapolis, Indiana 46202
    United States of America
    Email: wdpolido@iu.edu

主译

宿玉成　医学博士，教授
    中国医学科学院北京协和医院口腔种植中心主任医师
    中华人民共和国北京市西城区大木仓胡同41号，
    100032
    Email: yuchengsu@163.com

译者

刘　倩　吴子昂　周文洁　周文娟　晏　奇　廖一林

其他参编作者

Daniel Buser, DMD, Dr med dent
Professor Emeritus
University of Bern
Buser & Frei Center for Implantology
Werkgasse 2
3018 Bern
Switzerland
Email: danbuser@mac.com

Paolo Casentini, DDS, DMD
Private practice
Studio Dr Paolo Casentini
(Implantology, Oral Surgery, Periodontology,
Esthetic Dentistry)
Via Anco Marzio 2
20123 Milano MI
Italy
Email: paolocasentini@fastwebnet.it

Vivianne Chappuis, PhD, DMD
Professor
Department of Oral Surgery and Stomatology
School of Dental Medicine
University of Bern
Freiburgstrasse 7
3010 Bern
Switzerland
Email: vivianne.chappuis@zmk.unibe.ch

Stephen Chen, MDSc, PhD
Faculty of Medicine, Dentistry and Health Sciences
Melbourne Dental School
The University of Melbourne
720 Swanston Street
Carlton, Victoria 3053
Australia
Email: schen@periomelbourne.com.au

Matteo Chiapasco, MD
Professor
Unit of Oral Surgery
Department of Biomedical, Surgical, and Dental Sciences
University of Milan
Via della Commenda 10
20122 Milano MI
Italy
Email: matteo.chiapasco@unimi.it

Anthony J. Dickinson, OAM, BDSc, MSD, FRACDS
1564 Malvern Road
Glen Iris, Victoria 3146
Australia
Email: ajd1@i-pros.com.au

Luiz H. Gonzaga, DDS, MS
Clinical Associate Professor
Center for Implant Dentistry
Department of Oral and Maxillofacial Surgery
College of Dentistry
University of Florida
1395 Center Drive, Rm D7-6
Gainesville, Florida 32610-0434
United States of America
Email: lgonzaga@dental.ufl.edu

Stefan Keller Babotai, Dr sc nat
FERN Media Solutions GmbH
Weiherallee 11B
8610 Uster
Switzerland
Email: stefan.keller@fern.ch

Johannes Kleinheinz, MD, DDS
Professor
Department of Cranio-Maxillofacial Surgery
University Hospital Münster
Albert-Schweitzer-Campus 1
48149 Münster
Germany
Email: johannes.kleinheinz@ukmuenster.de

Wei-Shao Lin, DDS, FACP, PhD
Associate Professor
Interim Chair, Department of Prosthodontics
Program Director, Advanced Education Program
in Prosthodontics
Indiana University School of Dentistry
1121 W Michigan St, DS-S406
Indianapolis, Indiana 46202
United States of America
Email: weislin@iu.edu

Dean Morton, BDS, MS, FACP
    Professor
    Department of Prosthodontics
    Director, Center for Implant, Esthetic,
    and Innovative Dentistry
    Indiana University School of Dentistry
    1121 W Michigan St
    Indianapolis, Indiana 46202
    United States of America
    Email: deamorto@iu.edu

Ali Murat Kökat, DDS, PhD
    Prosthodontist
    Private Practice
    Valikonağı St 159/5
    Nisantasi 34363 Sisli
    Istanbul
    Turkey
    Email: alimurat@outlook.com

Mario Roccuzzo, DMD
    Lecturer in Periodontology
    Division of Maxillofacial Surgery
    University of Turin
    Corso Bramante 88
    10126 Torino
    Italy
    and
    Adjunct Clinical Assistant Professor
    Department of Periodontics and Oral Medicine
    University of Michigan
    1011 N University Avenue
    Ann Arbor, Michigan 48109-1078
    United States of America
    and
    Private Practice Limited to Periodontology
    Corso Tassoni 14
    10143 Torino
    Italy
    Email: mroccuzzo@icloud.com

Charlotte Stilwell, DDS
    Specialist Dental Services
    94 Harley Street
    London W1G 7HX
    United Kingdom
    Email: charlotte.stilwell@iti.org

Alejandro Treviño Santos, DDS, MSc
    Postdoctoral and Research Division
    Faculty of Dentistry
    Department of Prosthodontics and Implantology
    National Autonomous University of Mexico
    Prolongación Reforma 1190
    05349, Santa Fe
    Ciudad de México
    Mexico
    Email: aletresan@hotmail.com

Daniel Wismeijer, PhD, DMD
    Private Practice
    Zutphensestraatweg 26
    6955 AH Ellecom
    Netherlands
    Email: Danwismeijer@gmail.com

目录

第1章: # 改良SAC分类简介

A. DAWSON, W. MARTIN, W. D. POLIDO

1.1 引言

牙种植是现代牙科治疗的重要组成部分，它为牙列缺损和牙列缺失患者的牙齿修复提供了强有力的循证选择。随着种植技术的进步，临床医生对这种治疗形式的信心与日俱增，也更多地把它纳入日常实践中。种植牙曾经是专科医生的操作范畴，而现在则成为许多（如果不是大多数）口腔全科机构中的一种常见治疗方式。越来越多的医生，无论专业与否，都有着学习种植的需求，以期为患者提供合适的治疗。

长期以来，人们已经认识到不同临床治疗的难度不等，发生美学、修复和手术并发症的风险也不尽相同。尽管牙种植的技术和知识水平已有了长足的进步，但并不意味着牙种植没有发生并发症或次优结果的风险。在过去的10年中，许多研究报道了与治疗选择相关的风险因素。目前，种植体获得成功的骨结合已不再是治疗的主要焦点。相反，种植体及其修复体的潜在问题成为更突出的焦点。正是在这种情况下，SAC分类得以发展，以帮助从业者发现风险因素并提供恰当水平的治疗。

1.2 历史背景

自20世纪90年代早期以来，临床医生植入和修复的种植体数量显著增加，牙种植学风险评估的概念也受到了重点关注。

Renouard和Rangert（1999）针对种植手术和修复阶段所涉及的风险因素发布了分类系统。研究指出，一些风险因素是相对的，而另一些则是绝对的，但二者之间的区别并不像看上去那么明显。当出现若干个相对禁忌证或一个绝对禁忌证时，则应重新评估原治疗方案。尽管研究使用了"OK"、"Caution"和"Danger"这样的术语，并用绿色、黄色和红色来区分风险等级，但尚未呈现出一个综合的决策树。

术语"SAC"及其风险因素分类和配色方案，最初由其两位创建者Sailer和Pajarola（1999）在一本口腔外科图谱中首次提出，目的是为从事牙槽外科的全科医生提供风险分类。学者详细描述了口腔外科手术的各种临床情况（例

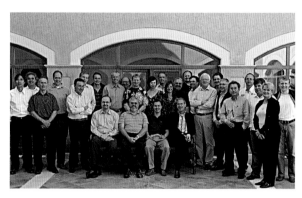

图1 ITI于2007年3月在西班牙马略卡岛的帕尔马举办SAC共识研讨会的参会成员［摘自《牙种植学的SAC分类》（2009）］。

如，拔除第三磨牙），并提出了分类：S=简单（Simple）、A=复杂（Advanced）、C=高度复杂（Complex）。1999年，瑞士口腔种植学会（SSOI）在为期1周的牙科质量指南大会上采用了这一概念。SSOI工作组从外科和修复的角度为牙种植学的各种临床情况制定了SAC分类。2003年，国际口腔种植学会（ITI）在瑞士格施塔德召开的ITI共识研讨会上采用了SAC分类。SAC的外科分类在本次会议的论文集中发表（Buser等，2004）。ITI教育核心小组于2006年决定轻度修改原始分类，将术语"简单"的英文"Simple"更改为"Straightforward"。

2007年3月，ITI在西班牙马略卡岛的帕尔马（Palma de Mallorca）召开了一次SAC共识研讨会，旨在改进SAC分类（图1）。最初版本的SAC分类将治疗的感知难度与个体从业者联系起来，因此相对主观。该会议设法制定一种更有条理也更为客观的分类方法。本次会议的结果发表在2009年ITI口腔种植临床指南系列的附录中（Dawson和Chen，2009）。2009年的晚些时候，ITI开发了一个SAC评估工具，临床医生可以使用它来确定正在治疗的病例类型的标准分类，并发现可能适用于他们自己患者临床情况的附加修正因素。

第一次SAC共识研讨会的参会成员如下：Urs Belser（瑞士）、Daniel Botticelli（意大利）、Daniel Buser（瑞士）、Stephen Chen（澳大利亚）、Luca Cordaro（意大利）、Anthony Dawson（澳大利亚）、Anthony J.

Dickinson（澳大利亚）、Javier G. Fabrega
（西班牙）、Andreas Feloutzis（希腊）、
Kerstin Fischer（瑞典）、Christoph Hämmerle
（瑞士）、Timothy Head（加拿大）、Frank
Higginbottom（美国）、Haldun Iplikcioglu（土
耳其）、Alessandro Januario（巴西）、Simon
Jensen（丹麦）、Hideaki Katsuyama（日
本）、Christian Krenkel（奥地利）、Richard
Leesungbok（韩国）、William Martin（美国）、
Lisa Heitz-Mayfield（澳大利亚）、Dean Morton
（美国）、Helena Rebelo（葡萄牙）、Paul
Rousseau（法国）、Bruno Schmid（瑞士）、
Hendrik Terheyden（德国）、Adrian Watkinson
（英国）和Daniel Wismeijer（荷兰）。

2009年版本的SAC分类方案被牙科专业和牙
科教育领域广泛接纳（Mattheos等，2014）。
在许多预科和研究生课程中，它已成为牙种植教
学的基础内容。

自2009年首次发布以来，临床技术和材料不
断发展。2017年初，ITI认为有必要重新评估SAC
分类，以确保其仍与当代种植实践相匹配。评审
小组于2018年10月在瑞士苏黎世召开会议，并于
2019年4月再次在德国柏林召开会议，以制定更
新的SAC分类方案。SAC已成为临床医生确定患
者治疗需求分类的首选方法，而本次评审的主要
目的是开发一个更新的SAC评估工具。本书的出
版满足了评审的次要目标：记录SAC评估工具的
基本原理和SAC分类的演变。

1.3 评审团队

本书涵盖了ITI 2018年和2019年共识研讨会
的会议纪要。图2下方为对会议的结果和出版物
的内容做出了贡献的成员。

1.4 SAC分类的潜在作用

从表面上看，SAC分类提供了对特定临床情
况下种植相关治疗的潜在难度和风险的评估，并
作为临床医生在患者筛选和治疗计划制订方面的
指南。此外，它还具有其他一些作用。

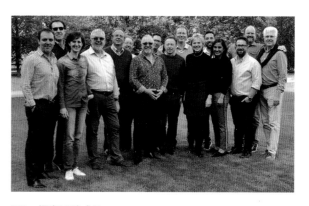

图2 评审团队成员。

Paolo Casentini	意大利	Dean Morton	美国
David Cochran	美国	Waldemar Polido	美国
Anthony Dawson	澳大利亚	Lira Rahman	瑞士
Luiz Gonzaga	美国	Mario Roccuzzo	意大利
Stefan Keller	瑞士	Irena Sailer	瑞士
Thomas Kiss	瑞士	Charlotte Stilwell	英国
Johannes Kleinheinz	德国	Mauro Tosta	巴西
Ali Kökat	土耳其	Alejandro Treviño Santos	墨西哥
William Martin	美国	Daniel Wismeijer	荷兰

该分类方案的主要目的是为临床医生提供
一个客观的、基于证据的框架，医生可以根据治
疗计划的复杂性评估临床病例。然后，医生可以
判断自己是否拥有完成这些治疗的必备技能和知
识，或是转诊给更有经验的医生。通过以上判
断，他们可以逐步积累在牙种植方面的经验，并
将患者的潜在风险降至最低。最近，ITI对不同用
户使用现有SAC评估工具的有效性进行了测试，
确认了其作为临床决策工具的重要作用，以及作
为经验不足的临床医生学习的宝贵工具（Correia
等，2020）。

SAC分类还可以作为经验丰富的临床医生的
检查清单，确保他们在患者筛选和治疗计划制订
阶段考虑了所有相关风险。

沟通在患者管理的每个环节都至关重要。
在这方面，SAC分类有助于临床医生之间以及他
们与患者之间的沟通。该分类通过一个已知的、
所有相关临床医生都熟悉的框架实现同事之间的
信息交换。在与患者沟通时，临床医生也可以使
用SAC分类向患者说明治疗的复杂性和风险。因
此，它不仅是治疗计划的重要工具，而且在知情
同意过程中也起到重要作用。

最后，SAC分类可以帮助教育者制订培训计
划，循序渐进地向学生介绍越来越复杂的病例，
有助于知识的理解和技能的提升。

1.5 本书使用说明

本书旨在为您使用SAC评估工具提供支持，该工具可在www.iti.org上找到。本书的许多内容还来自ITI学院（ITI的线上学习平台）提供的辅助在线信息，包括学习模块和评估、大会讲座、临床病例及共识研讨会论文。

想完整、免费地查看这些辅助材料，您需要成为ITI会员并登录www.iti.org。

您是ITI会员吗？

请扫描下方二维码登录ITI学院：

您想成为ITI会员吗？请扫描下方二维码：

您想创建一个免费的ITI学院账户吗？请扫描下方二维码。请注意，ITI学院仅可免费查看本书中精选的部分内容。

一旦您登录或创建了您的ITI学院免费账户，并且您正在阅读本书的印刷版，您可以通过扫描下方二维码查询到ITI学院的相应内容。

如果您是ITI会员，并且正在阅读ITI学院中本书的线上版，您也可以点击文本中的链接查看相关内容：

SAC Assessment Tool 凝练了本书的内容，通过简便的操作，带您一步一步识别每个病例的复杂性和潜在风险。开始评估，请扫描左侧二维码

第2章:

更新SAC分类背后的基本原理

A. DAWSON, C. STILWELL

请见第1.5章节中关于扫描二维码查看ITI学院辅助线上材料的要求。请注意，想完整、免费地查看这些辅助材料，您需要成为ITI会员并登录www.iti.org。

2.1 定义

病例类型：一类具有相似典型特征的种植体支持式义齿。例如，用于单颗牙修复的种植单冠，或由2颗种植体支持的短跨度固定义齿修复3颗或4颗牙齿。

过程：在牙种植学中"过程（Process）"被定义为与评估、计划、治疗管理以及后续维护有关的全过程，不仅是指所涉及的临床治疗程序。

标准分类："标准的（Normative）"是指分类符合牙种植学特定临床情况下的规则或规范。"标准分类（Normative classification）"是指某一病例类型最有可能的一种分类。由于个别风险因素，具体病例的最终分类可能与病例类型的标准分类不同。

种植体植入与负荷时机：ITI在过去的4次共识研讨会中均就种植体植入与负荷时机展开讨论。Hämmerle等（2004）根据位点拔牙的时间来定义种植体植入时机，更强调愈合程度，而不是特定的时间框架。表1详细描述了这种分类。

表1 种植体植入方案（Hämmerle等，2004）

分类	定义
1型	作为手术的一部分，在拔牙后立刻植入种植体
2型	拔牙窝被软组织完整覆盖（通常为4~8周）
3型	临床上和/或放射学上拔牙窝内有大量的骨充填（通常为12~16周）
4型	愈合的位点（>16周）

第三次ITI共识研讨会论文：Hämmerle等（2004）
Placement of Implants in Extraction Sockets

种植体负荷方案也是共识研讨会的重要主题之一。在第四次ITI共识研讨会上，Weber等（2009）定义了种植体相对于植入后的负荷时间。表2对种植体负荷方案进行了总结。

表2 种植体负荷方案（Weber等，2009）

分类	定义
常规负荷	种植体植入后 > 2个月
早期负荷	种植体植入后1周至2个月
即刻负荷	种植体植入后 < 1周

第四次ITI共识研讨会论文：Weber等（2009）
Loading Protocols

近期，Gallucci等（2018）阐述了牙列缺损患者种植体植入时机（相对于牙齿拔除的时间）与种植体负荷临时或最终修复体时间之间的关系。表3总结了这篇综述的结果及不同种植体植入与负荷组合方案的证据等级。具有多篇高质量研究报道的方案被认为是经过科学和临床验证的（SCV），可以被良好培训和有经验的临床医生作为常规使用。有临床记载的（CD）方案在已发表的文献中支持较少，但确实存在合理的长期临床证据，支持其在特定情况下使用。临床记录不足的（CID）方案缺乏足够的科学证据和临床文献推荐其使用。本综述建立在之前共识研讨会上关于种植体植入和负荷方案的定义。

表3 种植体植入与负荷方案总结（Gallucci等，2018）

	种植体负荷方案		
	即刻修复/即刻负荷（A型）	早期负荷（B型）	常规负荷（C型）
种植体植入方案			
即刻种植（1型）	1A型 CD	1B型 CD	1C型 SCV
早期种植（2型、3型）	2A型、3A型 CID	2B型、3B型 CID	2C型、3C型 SCV
延期种植（4型）	4A型 CD	4B型 SCV	4C型 SCV

风险因素：这一术语指的是任何先前存在的情况、治疗方案或材料选择可能对治疗效果产生不利的影响。这些因素可能影响最终的SAC分类结果。

2.2 假设

SAC分类假设良好的培训、准备和治疗用于治疗计划的制订和实施。没有分类能够充分地涵盖明显偏离标准的病例或结果。此外，假设临床医生的操作是在其临床能力的范围内进行的。因此，在每个分类中，遵循以下一般和具体假设：
- 治疗将在配备适当设备和无菌技术的牙科诊所进行。
- 充足的临床和技工室支持。
- 充分了解患者的全身状态。
- 手术经过良好的设计，并遵循公认的操作程序。
- 修复体经过正确的设计、制作和管理。

ITI学习模块：Waldemar Daudt Polido Surgical Setup for Office-Based Implant Surgery

2.3 医生是风险因素吗？

随着种植治疗在患者和牙科医生中越来越受欢迎，与临床医生相关的风险往往被忽视。Derks等（2016）描述了一种情况，即种植体周炎与完成修复治疗的医生的经验水平显著相关。在这项真实世界的研究中，口腔全科医生发生种植体周炎的可能性是修复专科医生的4.3倍。虽然这一结果可能存在数据的混淆偏差，但它仍是一个具有一定说服力的统计数据。

一个令人担忧的问题是在许多司法管辖区，与种植治疗有关的投诉和医疗法律索赔的发生率有所增加。在一些地区，专业赔偿保险公司向从事种植治疗的医生收取额外的保费。这些保险公司这样做是基于公司自己的精算研究，这些研究表明，对于某些从业者的种植治疗，存在额外风险。

2.3.1 影响医生的风险因素

2.3.1.1 经验

在医学外科学科中有一个广为接受的认识，就是一位外科医生需要完成50～100个手术才被认为是合格的，尽管这方面的真实证据尚不清楚。Jerjes和Hopper（2018）回顾了医疗和牙科领域，医生经验与术后结果的相关性。他们发现，二者不直接相关，但也同时发现有证据表明，存在一个经验阈值，低于该水平的外科医生更有可能出现问题。这表明大多数外科手术都存在一个"学习曲线"，而这个阈值在不同学科和不同研究中有所不同。

在一篇针对术者经验和种植体失败率的系统综述中，Sendyk等（2017）指出这种关系与术者的专业无关，但与其植入的种植体数量显著相关。在早期的一项研究中，Lambert等（1997）发现了类似的结果，他们指出，经验不足的外科医生（植入种植体<50颗）的种植体失败率是植入≥50颗种植体的外科医生的2倍。他们还指出，一位医生植入的前9颗种植体失败的风险最大。这些发现可以被合理地理解为经验和种植治疗效果之间存在相关性。

2.3.1.2 培训

培训是另一个需要考虑的方面。意识能力学习模型（Curtiss和Warren，1973）是公认的描述人们如何学习新技能的模型。在这个模型（图1）中，描述了学习的4个阶段：

1. **无意识的无能**：在此阶段，人们对他们正在做的事情知之甚少。他们无法理解过程中潜在的困难，他们经常觉得自己在高标准地执行任务。他们不知道自己不知道什么，这是学习的主要障碍。

2. **有意识的无能**：在此阶段，人们明白他们尚未达到理想的表现，并意识到他们的知识匮乏。在这个阶段犯错是学习的关键。

3. **有意识的有能**：在此阶段，人们可以完成任务到一个可接受的标准，但需要集中精力和注意细节。

4. **无意识的有能**：在此阶段，人们已经经过了许多的练习，以至于他们可以毫不费力地完成任务。这些人可能是技术方面的"好老师"，但也可能使任务在旁观者看来"太简单了"。

牙种植的培训需要覆盖以上每个学习阶段。对于**无意识的无能**者，培训需要指出他们的知识不足，并强调提供治疗的最佳实践方法。模拟治疗，以及更有经验的医生的指导，可以帮助**有意识的无能**者通过这一阶段，而不给他们治疗的患者造成危险。有经验的医生的指导还可以使**有意识的有能**者技能稳步提升，从中受益。最后，对于**无意识的有能**者，必须培养他们养成反射性的和稳定的操作习惯。无意识的有能者有自满和过度自信的风险，因此必须有意识地专注于当前的最佳实践和牙种植技术的发展。**无意识的有能**者对于知识较少、技术尚不熟练的同行来说也是一种风险，他们会使外行以为治疗比实际情况更简单而做出错误判断。

大会讲座：Waldemar Daudt Polido Surgical Treatment of Esthetic Disasters

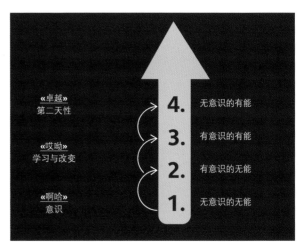

图1 意识能力学习模型。

2.3.1.3 能力的自我评估

另一种理解技能提升过程的方法被称为"邓宁–克鲁格效应"（Kruger和Dunning，1999）。它描述了人们因为没有充分的知识无法真实理解他们正在做的事情，从而导致高估自己的能力。人们只有痛苦地发现自己能力的局限性之后，才能开始真正学习。这与前面所描述的**无意识的无能**十分类似。让一个初学者参与复杂的治疗，对患者而言，存在潜在的危险。

2.3.1.4 共享学习

牙种植培训有许多不同等级。简单来说，医生之间相互学习，知识和技能会随着学习曲线不断提升。这是当今大多数公认的"专家"在种植治疗不断发展阶段学习技能的过程。

牙种植学现已形成一门公认的学科，从共享的经验中学习，对于已经深入理解种植治疗的医生来说也是有价值的。在这里，有意识和无意识的有能的医生可以将自己的理解与他人的理解进行比较。

然而，如果分享经验的个体（例如，**无意识的无能**者）没有完全理解这些经验所代表的意义，这种方法就不太可能有效。这种模式在如今一些年轻的从业者中很流行，他们通过在线论坛向同行学习，这无异于"盲人给盲人引路"。

2.3.1.5 短期培训课程

类似的现象也发生在一些由企业主导的短期项目中。这种培训的目的通常是让从业者熟悉如何使用产品，因此这些项目通常关注"如何做"而不是"为什么做"或"为什么不做"。此外，这些课程简短，对种植治疗的生物学和生物力学原理涉猎甚少或根本不涉及。然而，这种学习方法不能将重点放在最佳实践方案上，导致学习者概念不清，这对患者而言是危险的。

2.3.1.6 结构性的教育与培训

最有效的培训来自结构化项目，它从患者选择到治疗方案都为学习者打下坚实基础。这些课程涵盖了成功治疗的基础科学、患者的评估和筛选以及治疗计划的制订，之后还为学习者提供有了经验的导师，在他们的帮助和指导下进行实际治疗和患者维护。由于涵盖的主题广泛，与其他方法相比，这些项目通常持续更长的时间。因此，这些课程在时间和金钱上都很昂贵，而且很难与日常实践相适应，导致这种类型的教育和培训利用不足。

直观上，人们认为高质量的训练将导致更少的并发症或失败。虽然这在医疗保健中被普遍接受，但尚无证据支持这一结论。当然，患者和监管机构认为这种联系是真实存在的，因此形成了支撑强制性持续专业发展要求的基本假设。

2.3.2 减少医生相关风险

2.3.2.1 认识"人为因素"风险

这一领域大部分研究都来自商用航空，但这些发现正开始渗透到医疗保健的安全考虑中。"人为因素"逐渐被认为是医疗保健中的错误来源。

Renouard和Rangert关于风险因素的著作第二版于2008年出版，其中将经验和人为因素纳入讨论。

在最近一篇关于人为因素及其在牙种植学中的影响的综述中，Renouard等（2017）描述了5种可能对安全操作有害的危险态度或行为。这些类型最初在航空业被确定，它们分别是：

1. **冲动**：急于把事情做完，而不考虑潜在危险。
2. **反抗权威**：一些从业者认为规则、惯例和方案是为他人服务的，而不适用于自己。
3. **伤害无效**：认为不良结果只发生在别人身上，而不是自己身上。
4. **大男子主义**：认为必须不断地证明自己优于他人。虽然这主要是男性的特征，但某些女性也会持此想法。
5. **隐退**：认为无论医生做了什么，都不会对结果产生任何影响的信念。

2.3.2.2 压力作为风险因素

Renouard等认为压力也是一个潜在问题。虽然压力反应是适应性的（即，它是对外部威胁的保护），但压力主要是自我诱发的，在医疗环境中，它可能会产生负面影响。时间压力、员工问题、医生和患者之间的人际摩擦等压力因素都会产生负面影响。压力会降低医生理性思考问题的能力，而更多地促使本能反应，这些本能反应可能是不正确的或没有帮助的。压力因素在医学文献中也得到了很好的研究，因为它与许多日常问题有关。例如，睡眠不足、财务问题、健康或家庭问题（West等，2006）。

2.3.2.3 减少人为事件

为了应对这些"人为因素"，Renouard建议使用航空业解决安全问题的方法，即所谓的"机组资源管理"。"静默机舱"是指在起飞和降落等高风险时期禁止所有无关活动。这一概念可以挪用到牙种植场景中，应用在治疗的关键时刻。团队成员之间严格的责任分工也可以减少压力和"信息过载"。此外，"检查清单"在集中注意力于关键步骤方面非常有用，特别是在高度程序化的任务中。这种方法也得到了其他学者的推广（Gawande，2009；Pinsky等，2010）。在这里，SAC分类可以用作检查清单，以确保与患者表现相关的所有因素都得到评估并纳入治疗计划。

2.3.2.4 医生风险因素与其他风险来源

在种植治疗中，医生是大多数决策和实际应用的中心。牙种植的风险可以归结为4个主要来源：患者、治疗方案、生物材料和医生。Chen和Schärer在1993年首次描述了医生、材料和患者因素之间的关系。此外，Buser和Chen（2008）发表的模型也说明了这些因素之间的潜在相互作用（图2）。

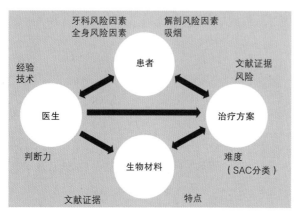

图2 潜在的风险来源（摘自ITI口腔种植临床指南第3卷《拔牙位点种植：各种治疗方案》）。

在这个模型中，医生具有潜在的不成比例的影响：他们选择患者、治疗方案和生物材料，然后他们对患者进行治疗。因此，医生在知识或技能方面的缺陷或缺点将使他们的患者面临不良结果的风险更大。因此，回答前面提出的问题，我们必须得出结论，医生有可能是一个重大的风险因素。

SAC分类是否有助于降低风险？通过将医生的注意力集中在潜在的风险因素上，它本应确保医生相关的风险有所降低。然而，审查小组没有将医生作为决定病例SAC分类的一个因素，因为他们不认为所有医生都能准确地评估自己的能力水平。尽管如此，本章节的讨论可以帮助个人在学习之旅中有所长进，并提高他们控制这种潜在风险的能力。

2.4 分类的基本原理

在2009版SAC分类（Dawson和Chen，2009）中，分类的主要决定因素是：
- 美学风险。
- 治疗过程的复杂性。
- 并发症风险。

这些因素在本书中的每一种治疗中均有考虑，并为每个病例类型推导出SAC的标准分类。进一步的调整可能会增加或减少病例的复杂水平或风险水平，但这些并没有改变病例类型的标准分类。

在这次更新中，学者们对标准分类进行了审查，但并没有做大幅的改动。更新后的分类仍然是基于上述因素，并更多地强调SAC分类作为风险管理工具的作用。

更新后的SAC评估工具允许用户根据他们报告的风险因素模式，得出特定病例的SAC分类。风险主要考虑以下5个方面：
- **全身风险**：这些问题通常在病史采集和初步临床评估时被发现，主要与患者相关。
- **美学风险**：美学问题常是患者衡量治疗效果的唯一方式。美学风险评估不仅是考虑"治疗部位在行使功能和/或微笑时是否可见，种植体周黏膜组织是否可见"，还包括其他因素。具体可参考Martin等（2017）有关单颗牙种植修复的美学风险评估。多颗牙种植修复的美学风险评估也被纳入考虑。
- **无牙颌美学风险**：当患者牙齿全部缺失时，特定于该类患者的若干个临床因素将对美学效果产生重大影响。无牙颌美学风险评估将突出这些因素，做重点评估。
- **外科风险**：影响外科治疗阶段复杂性和风险的因素。
- **修复风险**：与种植体支持式修复体相关的因素。例如，所涉及的治疗过程、制作模式、使用的材料和所采用的设计。

本书后面章节就以上方面将做更详细的阐述。

第3章： 牙种植的风险

A. DAWSON, W. MARTIN, W. D. POLIDO

请见第1.5章节中关于扫描二维码查看ITI学院辅助线上材料的要求。请注意，想完整、免费地查看这些辅助材料，您需要成为ITI会员并登录www.iti.org。

3.1 风险管理原则

医疗中的所有干预措施都有失败、并发症或发生其他次优结果的风险，种植治疗也不例外。"风险管理周期"是一个专业术语，用来定义限制不良事件及其影响的过程。

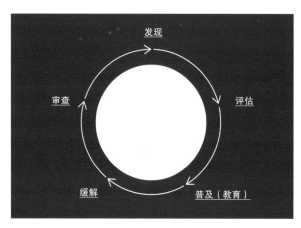

图1 风险管理周期。

总的来说，该周期的目标是：

- **发现**（Identity）潜在问题。
- **评估**（Measure）不良结果的发生率及其影响。
- 向用户**普及**（Educate）这些潜在问题的相关知识。
- 制订策略以**缓解**（Mitigate）问题的发生或影响。
- **审查**（Review）缓解策略的有效性。

如图1所示，这是一个连续的过程，其中对结果进行了监测，并对缓解策略进行了改进，以逐步改善治疗效果。

在牙种植中，用户指的是患者和医生。然而，过程是一样的。虽然平时不会使用这些术语，但在大多数医疗领域（包括牙种植），有效的治疗遵循风险管理的基本原则。一个常见的牙科例子是龋齿的管理。现代龋齿预防的管理办法开始于识别风险因素（例如，患者的饮食习惯、唾液功能、口腔微生物群、不良修复体导致菌斑

滞留等）并评估其影响。然后，我们聚焦于患者宣教和以降低风险为重点的治疗。随后，我们监测患者的进展和干预措施的成功性。

风险的重要性或严重性可以根据风险发生的可能性以及对后续结果的影响来评估。这些情况通常被列在风险矩阵中，如表1所示。

虽然我们经常集中精力降低高影响结果的风险（例如，种植体失败），但也必须指出，预防一些更常见却不那么严重的结果（例如，种植体周疾病）可能更重要。

表1 风险矩阵示例

	微不足道	轻度	中度	显著	严重
极有可能	低中	中	中高	高	高
大有可能	低	低中	中	中高	高
有可能	低	低中	中	中高	中高
不太可能	低	低中	低中	中	中高
极不可能	低	低	低中	中	中

（表头上方标注：影响；左侧纵向标注：可能性）

3.2 SAC分类作为风险管理工具

SAC分类本质上是一种帮助医生识别风险的工具，也用在知情同意过程中告知患者这些潜在的问题。随后，医生可以运用对这些风险的理解来制订治疗计划，以最大限度地降低风险。在治疗结束后对患者进行监测，尽早发现可能出现的问题，必要时进行干预，最大限度地减少问题对长期治疗效果的影响。

这次对SAC分类系统的审查将风险管理纳入其中，重点关注了风险识别、问题出现的可能性以及风险对治疗效果的潜在影响。审查团队分成3个小组，各自研究一项主要的风险因素。"系统（Systems）"组审查了与患者相关的

全身风险因素，并着力于SAC评估工具的流程和算法开发。"外科（Surgical）"组和"修复（Prosthetic）"组分别研究了外科和修复的风险因素，重点关注与治疗方法和技术相关的风险。这些小组的审议意见代表了对最有可能影响种植治疗风险因素的共识意见。

3.3 全身风险

A. DAWSON, J. KLEINHEINZ, A. MURAT KÖKAT, D. WISMEIJER

使用结构化的方法评估患者和制订治疗计划，其目的是识别所有可能对治疗产生影响的因素。ITI在学习模块"结构化评估和治疗计划"（Weber，2015）中推广了这种结构化的方法，该过程的顺序和步骤如图2所示。

ITI学习模块：Hans-Peter Weber <u>Structured Assessment and Treatment Planning</u>

发现潜在风险因素是在过程中的相对较早期——即在信息收集阶段，包括既往史、临床检查、影像学检查和辅助检查。

全身风险因素几乎总是在既往史和临床检查中即可发现。这些因素通常与患者的全身状态、牙科病史和目前状况有关。全身因素主要分为3类：
- 患者全身健康因素。
- 患者相关的态度/行为因素。
- 位点相关因素。

3.3.1 患者全身健康因素

如果患者存在一系列的既往全身疾病史和正在发生的全身问题，那么这些问题很可能会影响种植治疗。以下被认为是最重要的一些问题。

3.3.1.1 健康状态

患者当前的健康状态有可能影响他们对治疗的适应性，以及他们在种植术后的愈合情况。

美国麻醉医师协会（ASA）开发了一种健康状态分级和风险管理工具，广泛用于评估患者是否适合手术干预。ASA健康状态分级（Doyle等，2019）如表2所示。

ASA I级（即，患者健康）和ASA II级（即，患者有轻度、控制良好的基础疾病）的患者通常是种植手术的良好候选人。一些被确定为ASA III级

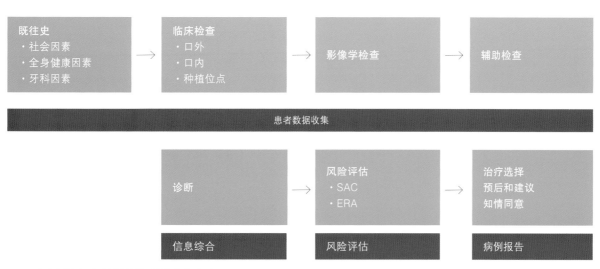

图2 患者评估和治疗计划制订的结构化方法。

表2 ASA健康状态分级

分级	定义
ASA Ⅰ级	患者健康
ASA Ⅱ级	患者有轻度基础疾病
ASA Ⅲ级	患者有严重基础疾病
ASA Ⅳ级	患者有严重基础疾病，存在生命危险
ASA Ⅴ级	患者生命垂危，外科风险极高
ASA Ⅵ级	患者脑死亡，器官已被摘除用于捐献

（即，患者有可能可以良好控制或可能无法良好控制的严重基础疾病）的患者可以为他们提供种植治疗，但风险较高，最好由训练有素、经验丰富的临床医生来完成。虽然在ASA Ⅳ级的患者中可能偶尔有种植治疗的指征，但这些治疗被认为是高风险，应限制在随时可以获得紧急医疗救治的专业环境中，并由经验丰富的外科团队进行。

ITI学习模块：Simon Storgård Jensen <u>Patient Medical Factors</u>

健康状态也可能影响种植体愈合的速度（通常是减缓）和治疗的美学效果。例如，术后与异常瘢痕有关的情况（例如，瘢痕疙瘩），可能会影响美学效果。

3.3.1.2 药物

药物活性物质包括处方药、非处方药、草药、膳食补充剂和娱乐性药物。所有这些都可能直接通过对种植体愈合和/或种植体周组织健康产生影响，或间接通过对患者行为产生影响，进而对种植治疗的结果产生影响。

第六次ITI共识研讨会论文：Vivianne Chappuis等（2017）<u>Medication-Related Dental Implant Failure</u>

ITI学习模块：Stephen Barter <u>Pharmacology with Relevance to Dental Implant Therapy</u>

与种植手术最相关的药物是用于治疗骨质疏松症的抗吸收药物。这些药物与一种被称为药物相关性颌骨骨坏死（MRONJ）的疾病有关。MRONJ可能发生在涉及颌面部骨骼的手术干预之后（图3）。MRONJ的风险与药物类型（通常是双膦酸盐）、使用剂量和治疗时间有关（因为某些类型的抗吸收药物会积聚在颌面部的骨骼中）。效力较高的抗吸收药物通常通过静脉注射给药，因此它们存在更大的风险。同时，MRONJ很难治疗，通常伴有严重的不适和外貌上的损害。因此，在有该类药物静脉注射治疗史的情况下，例如，转移性骨病或佩吉特病患者，其风险之大，被认为是种植治疗的禁忌证。

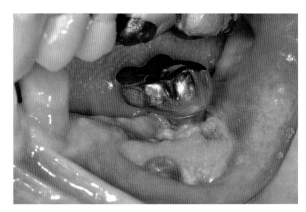
图3 下颌左侧磨牙区与种植相关的MRONJ。

3.3.1.3 放射治疗

放射治疗对骨愈合有显著的负面影响。由于血供减少，放射后的骨在术后会发生放射性骨坏死。这种影响与剂量有关，即拟种植部位的剂量，而非用于治疗癌症的剂量。剂量＜50Gy时，可以谨慎开展种植手术。目标区域接受的剂量＞50Gy时，则视为禁忌种植。放射治疗后的时间、吸烟和口腔卫生等其他因素也会影响放射性颌骨骨坏死的发生率（Aarup-Kristensen等，2019）。

3.3.1.4 生长发育状态

种植体与粘连牙类似，妨碍周围骨骼的发育。因此，在生长发育阶段的个体上植入种植体通常是禁忌的。在牙槽骨的支持下，邻牙持续生长，导致种植修复体表现出明显的咬合下沉，美感欠佳和/

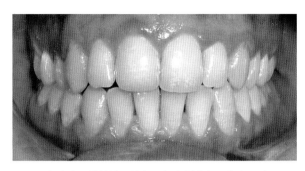

图4　5年随访。种植单冠修复上颌右侧中切牙临床图片。

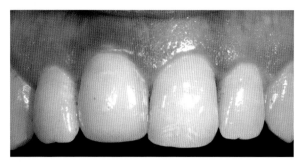

图5　15年随访。注意种植单冠与相邻天然牙的切缘位置有明显差异，这是由于天然牙的持续生长和萌出所致。

或功能丧失。这个问题也会发生在年纪稍长的患者身上，因为面部生长可以持续发生——尽管速度非常缓慢——直到完全成熟。下面的病例展示了可能出现的美学问题。图4为一位24岁男性患者，种植单冠修复上颌右侧中切牙5年。10年后，由于天然牙的持续生长和萌出，种植单冠与相邻天然牙的切缘位置有明显差异。种植单冠保持稳定（图5）。

3.3.2　患者相关的态度/行为因素

3.3.2.1　吸烟习惯

吸烟与种植体失败和种植体周疾病风险增加有关（Heitz-Mayfield和Huynh-Ba，2009）。一些证据表明，该风险与剂量存在相关效应，其原理是通过尼古丁和其他烟草衍生化学物质介导，损害创口愈合、免疫反应，并增加留下瘢痕的风险。理想情况下，患者应在种植体植入前停止吸烟，因为有证据表明，减少吸烟可以降低以上风险。目前尚无充足证据支持使用大麻或电子烟与种植体失败有关，但仍建议在治疗时谨慎对待有这些习惯的患者。

第四次ITI共识研讨会论文：Lisa J. A. Heitz-Mayfield和Guy Huynh-Ba（2009）History of Treated Periodontitis and Smoking as Risks for Implant Therapy

3.3.2.2　依从性

在任何复杂的治疗中，患者遵守医嘱的意愿和/或能力都是一个重要因素。维护对种植体的长期成功至关重要，而遵循医嘱则对短期内获得最佳治疗效果至关重要。依从性不佳的患者更有可能在治疗中遇到问题，并且不太可能遵循必要的步骤来解决这些问题。依从性差甚至可以作为种植治疗的相对禁忌证，直到患者愿意主动配合他们的治疗。

3.3.2.3　口腔卫生

细菌生物膜聚集与种植体周黏膜炎和种植体周炎的发生有关（Salvi和Zitzmann，2014），定期清除沉积的生物膜是预防生物学并发症发生、发展的主要策略。如果患者不愿意或不能进行这些口腔卫生维护的操作，则应推迟种植治疗，直到他们能够完成，或考虑其他形式的修复体重建。

第五次ITI共识研讨会论文：Giovanni E. Salvi和Nicola U. Zitzmann（2014）Effects of Anti-infective Preventive Measures on the Occurrence of Biologic Implant Complications and Implant Loss

3.3.2.4　患者期望

患者向法定机构投诉或向治疗医生发起法律诉讼，往往是由于他们的期望没有被实现。例如，种植费用或治疗的创伤超过了他们的预期。

与患者沟通，设定现实的期望，并管理他们的预期结果，是知情同意过程的重要组成部分。患者可能因为他们的社会地位或职业，对治疗有着很高的期望，此时治疗将变得棘手。一些患者甚至有不现实的期望，且医生无法对这些期望进行有效管理。一个极端例子是身体存在畸形障碍的患者。除非这些期望能够得到管理，否则最好不要开始种植修复。

3.3.3　位点相关因素

3.3.3.1　牙周状况

有牙周病治疗史或存在牙周袋深度 > 5mm 的活动性牙周病时，生物学并发症风险增加（Heitz-Mayfield和Huynh-Ba，2009）。作为一种选择性的治疗，在所有活动性口腔疾病得到控制之前，不应考虑种植体支持式修复治疗。如果计划进行种植治疗，则必须在种植体植入之前进行牙周病控制治疗。

 第四次ITI共识研讨会论文：Lisa J. A. Heitz-Mayfield和Guy Huynh-Ba（2009）History of Treated Periodontitis and Smoking as Risks for Implant Therapy

3.3.3.2　张口度

种植治疗涉及的工具比传统手机占用更多的物理空间。在手术过程中，导板与种植手机、麻花钻一起使用会占用更多的垂直空间，需要患者大张口。如果患者口内空间不足，无法更换工具，则治疗无法进行。如果患者张口度有限但口内空间尚且充足，则需要辅助治疗来腾出更多的空间，增加了治疗难度。测量工具的使用（例如，Straumann诊断T型尺；图6）可以在初诊时帮助确定张口度的情况。在计划种植位点放置该工具，可以观察患者是否具备手机头部和最短Straumann麻花钻（长度33mm）所需的空间量。

3.3.3.3　种植位点的既往手术

种植位点的既往手术可能造成软硬组织的改变，从而使种植体的植入和愈合复杂化。既往手术留下的瘢痕（图7和图8）通常与血供减少有关，这可能对愈合产生负面影响。虽然种植位点既往一次的手术可能只会产生很小的影响，但多次手术可能会显著增加出现问题的风险。

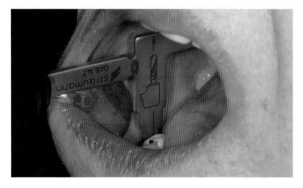

图6　临床使用诊断T型尺（Straumann，Basel，Switzerland）评估手术器械的可用空间。

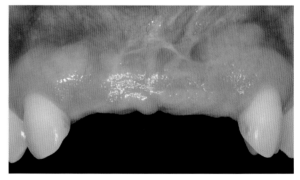

图7　上颌中切牙和侧切牙缺失的临床评估显示存在既往手术史。

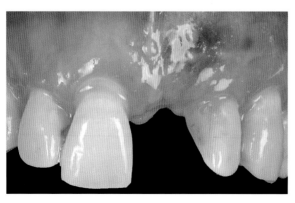

图8　上颌左侧中切牙缺失的临床评估显示存在既往手术史。

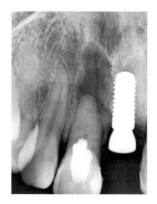

图9　近期植入的种植体。邻近的根尖周感染也会感染种植位点。

3.3.3.4　邻近的病理情况

依据常规原则，种植作为一种选择性治疗，只应在所有其他病理情况已经得到控制的情况下才能进行。然而，在某些情况下，这既不可能也不现实。病理情况对种植体愈合或生物学并发症的风险有不利影响，因此必须在种植体植入之前进行管理。例如，另一象限牙齿的根尖牙周炎可能可以与种植治疗同时进行，而与种植位点相邻牙齿的根尖牙周炎（图9）则必须在种植体植入之前进行处理。

3.4　美学风险

W. MARTIN, V. CHAPPUIS, D. MORTON, D. BUSER

美学问题存在于患者正常功能运动或微笑时，种植修复体及周围黏膜边缘可以看见的区域。笑容对每个人来说都是独一无二的，因此当缺牙发生时，我们有必要通过治疗恢复他们的自然外观。美学区的种植治疗常常充满挑战，因为患者对美观的要求，加上先前已经存在的解剖缺损，可能会妨碍理想结果的获得。当种植修复体不能实现美学效果和功能效果时，可能会导致灾难性的情况，需要额外的外科程序和修复程序来纠正（Buser等，2004；Levine等，2014）。

但并不是所有的种植治疗都存在相关的美学风险。因此，对临床医生而言，了解患者的期望并进行彻底的临床检查，识别出任何可能妨碍美学效果的潜在因素是很重要的。治疗的医生必须对组织生物学有透彻的理解，并了解特定临床情况下所有的治疗方式，因为牙种植并不总是治疗的首选方案。美学相关因素已在ITI口腔种植临床指南第10卷《美学区种植治疗：单颗牙种植的最新治疗方法与材料》（Chappuis和Martin，2017）的第3章"获得理想美学效果的术前风险评估和治疗计划"（W. Martin、V. Chappuis、D. Morton和D. Buser）中做详细介绍。

ITI口腔种植临床指南第10卷：Vivianne Chappuis和Willian Martin Implant Therapy in the Esthetic Zone: Current Treatment Modalities and Materials for Single-tooth Replacements

ITI学习模块：William Martin Esthetic Risk Assessment

表3列出了决定牙列缺损患者美学风险的因素。美学风险评估（ERA）表的开发是为了帮助临床医生在美学区进行诊断和制订治疗计划，并发现可能导致美学欠缺的临床情况，从而帮助医生确定病例的SAC分类。应该注意的是，根据定义，存在一些美学风险的病例（即，修复体边缘可见）的级别至少是复杂（Advanced）。

大会讲座：William Martin Pre-treatment Analytics to Maximize Longevity of Treatment Outcomes in the Esthetic Zone

3.4.1　全身状态和吸烟习惯

全身状态和吸烟习惯等医疗问题的影响主要与愈合过程的可预测性有关。这些问题已经在之前小节讨论。

3.4.2　大笑时牙龈暴露

在功能运动和微笑过程中，拟种植修复体及其周围黏膜组织的暴露程度是决定该部位是否美观的主要因素。应特别关注唇线位置的评估和牙齿、牙龈组织及龈乳头的暴露，以及它们对美学风险的潜在影响。这个区域暴露得越多，美学风险就越大。如果软硬组织的缺损不能通过手术解决，则应在种植体植入前就制订义龈修复的计划。此时，软硬组织缺损表现出最高的复杂性，因此美学失败的风险也最高。

表3　美学风险评估［ERA；摘自ITI口腔种植临床指南第10卷《美学区种植治疗：单颗牙种植的最新治疗方法与材料》（Chappuis和Martin，2017）］

美学风险因素	风险水平		
	低	中	高
全身状态	健康，不影响愈合		影响愈合
吸烟习惯	不吸烟	少量吸烟（≤10支/天）	大量吸烟（＞10支/天）
大笑时牙龈暴露	低位	中位	高位
缺牙间隙的宽度	单颗牙（≥7mm）[1] 单颗牙（≥6mm）[2]	单颗牙（＜7mm）[1] 单颗牙（＜6mm）[2]	两颗牙或两颗牙以上
牙冠形态	长方形		三角形
邻牙修复状态	无修复体		有修复体
牙龈表型	低弧线形，厚龈	中弧线形，中厚龈	高弧线形，薄龈
种植位点感染	无	慢性	急性
软组织解剖	软组织完整		软组织缺损
邻面骨水平	距邻面接触点≤5mm	距邻面接触点5.5～6.5mm	距邻面接触点≥7mm
唇侧骨壁表型*	厚壁表型，厚度≥1mm		薄壁表型，厚度＜1mm
牙槽嵴顶骨解剖	无骨缺损	水平向骨缺损	垂直向骨缺损
患者的美学期望	现实的期望		不现实的期望

[1] 标准直径种植体，常规连接
[2] 窄直径种植体，窄连接
*如果可以获得牙齿存在时的三维影像，此项可用

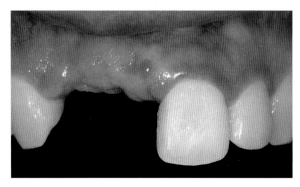

图10　多颗牙缺失位点，种植修复所需的软硬组织不足。

3.4.3　缺牙间隙的宽度

　　见第3.7.1.1章节"修复空间"。
　　在评估缺牙区的修复空间时，应仔细计划修复体的材料及材料如果要长久使用对空间的要求。有时，在缺牙间隙和牙根间隙过小的情况下，种植体与修复体的选择受到限制，理想修复体的体积和轮廓也受到影响，这些均增加了美学风险。当缺牙间隙包括多颗牙缺失时，由于种植体间软硬组织支撑的不可预测性，维持黏膜轮廓

对称的难度增加，美学风险也会增加（Mirtrani等，2005；Mankoo，2008）。美学风险也可能受到缺牙位置的影响。例如，中线一侧多颗牙的缺牙间隙增加了维持组织轮廓协调和恢复对称的难度。再例如，当连续多颗牙缺失（包括侧切牙）时，如果计划植入相邻的种植体，美学风险最大（图10）。

ITI学习模块：Daniel S. Thoma Esthetic Planning for Implant-supported Fixed Dental Prostheses

大会讲座：Hans-Peter Weber How to be Successful in Replacing Multiple Missing Adjacent Teeth in the Esthetic Zone

ITI口腔种植临床指南第6卷：Julia-Gabriela Wittneben Matter和Hans-Peter Weber Extended Edentulous Spaces in the Esthotic Zone

当合并其他风险因素（例如，高唇线或薄龈表型）时，在上颌前牙连续多颗牙缺失区植入相邻种植体通常存在着最大的美学风险。这类患者在植入前或植入时通常要进行局部的增量，且不同方法的结果各不相同，水平向增量效果往往优于垂直向增量。

3.4.4 牙冠形态

美学牙科临床疗效的一个重要指标是修复体及其形状、轮廓和纹理的对称性（Gallucci等，2007）。如果种植修复体与邻牙轮廓不协调，将极大地影响患者外形和最终的美学效果（图11）。由于最终黏膜轮廓的对称性对美学效果有强烈影响，方形牙齿（通常是厚龈表型）相对风险较低（Stellini等，2013）。

毫无疑问，方形-三角形和三角形牙冠会带来更大的风险，这种风险最有可能与穿龈区解剖和组织支持有关（Takei，1980；Gobbato等，2013）（图12）。当三角形牙冠伴有局部牙周组织缺损和龈乳头缺失时，美学风险增高。这些患者通常需要方形的种植修复体和相对较大的邻接面积，但最终外形可能仍不理想。当遇到这种情况时，修改邻牙的轮廓以匹配种植修复体的轮廓，可能是保持对称和避免"黑三角"的一种方法。

3.4.5 邻牙修复状态

缺牙间隙和拟手术位点周围牙齿的修复状态会对美学效果产生影响，应在治疗计划中加以考量。如果邻牙是天然牙（未被修复），它们的特征（厚度、透明度、光学特性）将直接影响治疗的美学风险，因为技师会准确模仿周围牙来制作修复体。如果邻牙进行了延伸到龈沟的修复（牙冠或贴面），则在该位点手术存在较高的美学风险（Richter和Ueno，1973；Lindhe等，1987；Felton等，1991；Sanavi等，1998）。种植体植入后邻牙龈下边缘常发生退缩，美学并发症可能表现为邻牙修复体边缘暴露或牙龈结构改变（图13）。

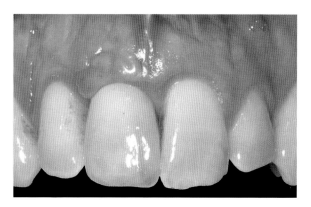

图11 上颌右侧中切牙种植修复体与邻牙轮廓不协调。

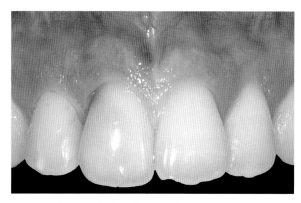

图12 三角形牙冠与高弧线形组织结构相关。

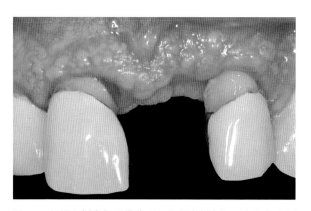

图13 上颌左侧中切牙拔除后，上颌右侧中切牙和上颌左侧侧切牙牙冠边缘暴露。

3.4.6　牙龈表型

表型是对个体生理特征的描述，被认为是基因型的表达。种植位点的牙龈表型特征（厚或薄）将影响治疗方法（外科和修复）以及美学效果的实现。

厚龈表型在前牙区单颗牙修复时美学风险较低。这些患者的牙龈组织以厚的、宽的、条带状的角化组织为主，在术后不易退缩（Chen和Buser，2014；Chen等，2009；Kan等，2003；Kois，2001）。

薄龈表型的特征是高弧线形牙龈结构，尤其在单颗牙种植后表现明显。软组织结构的成功维持依赖于唇侧骨板的支持和邻近牙齿的牙周支持（Cardaropoli等，2004；Kan等，2003；Kois，2001；Weisgold，1977）。邻近结构的健康和可清洁性对建立及维持龈乳头很重要。软组织薄而脆的性质有利于形成和维持自然的及可靠的牙间乳头，但在即刻种植的情况下，黏膜退缩和发生美学并发症的可能性增加（Chen和Buser，2014；Chen等，2009）。

3.4.7　周围组织体积

美学风险评估（ERA）表中的许多因素与种植位点的黏膜及支持骨的体积有关。它们影响美学对称性的建立及种植体周牙齿和软组织的和谐。组织体积的减少（例如，牙槽骨吸收和黏膜退缩），将增加美学风险和治疗难度。

在美学区，种植体周软组织的骨支持至关重要（Belser等，1998；Buser和von Arx，2000）。这个问题对天然牙和种植体之间（Choquet等，2001）或种植体之间（Tarnow等，2000；Tarnow等，2003）的龈乳头影响尤为重大。对于单颗牙病例，如果在牙槽嵴的支撑下，邻牙龈乳头完整，则该龈乳头可以通过恰当的种植体选择和良好的外科技术得以保留，因此美学风险较低。而当存在牙周病、龈下较深的修复体边缘或活动性感染导致支持龈乳头的骨量减少时，发生

次优结果的风险要高得多。这种情况还可能发生在种植位点近远中距减小时，牙槽嵴的骨重塑将导致支持骨的吸收。更大的缺牙间隙，涉及多颗缺失牙齿的修复，在修复体之间形成"自然的"龈乳头形态是非常困难的（Buser等，2004），可能需要义龈作为补偿。

大会讲座：Luca Cordaro Hard and Soft Tissue Management in the Esthetic Zone–Part I

大会讲座：Luca Cordaro Hard and Soft Tissue Management in the Esthetic Zone–Part II

3.4.8　患者的美学期望

完成美学风险评估（ERA）表后，低、中、高美学风险的视觉感官影响将提示临床医生和患者进行种植体支持式修复的总体治疗风险。患者的期望是决定是否进行治疗的美学风险因素之一。对于有过高或不现实的期望并伴有高美学风险的患者，应避免治疗，或应告知治疗潜在的缺陷，改变他们的期望，使其更为现实。通过沟通，一些存在高美学风险的患者了解到治疗的局限性，并愿意接受折中的美学效果（例如，更长的接触点、封闭的螺钉通道、粉色陶瓷等）（图14）。

在向美学期望很高的患者提供建议时，治疗前告知他们治疗效果的局限性本身就是一种风险。然而，如果未能在治疗前告知患者治疗的局限性，可能导致不佳的美学效果被患者理解为并发症，并且患者在大多情况下是不能接受这样的结果的。

ITI学习模块：Charlotte Stilwell Principles of Evaluating Esthetic Outcomes

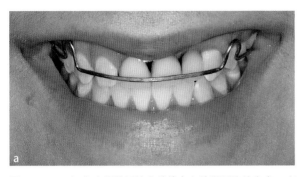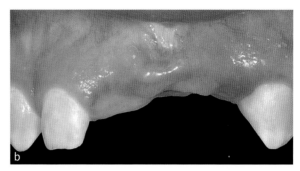

图14a，b　（a）上颌前牙缺失并伴有高美学风险的患者。（b）口内缺牙区。

3.5　无牙颌美学风险评估（EERA）

L. GONZAGA, W. MARTIN, D. MORTON

在全口无牙的情况下，当种植体支持式修复体与面部、牙齿、笑线和剩余牙槽嵴不协调时，美学问题就发生了。EERA是SAC分类的一个组成部分。它作为一个独立的工具，能够识别影响美学效果的关键风险因素。在管理终末期牙列或牙列缺失患者时，这些因素是相互关联的。在诊断和规划阶段系统地使用EERA表可以降低美学、工艺及生物学并发症的风险。

有关下颌牙列缺失种植修复管理的文献报道了高留存率和成功率，以及低美学并发症的发生率（Polido等，2018；Malo等，2011）。这些结果可能是因为面下1/3的下2/3的解剖结构（包括唇及其周围肌肉）以及修复体对面部支撑、笑线、语音（语音封闭的最小破坏）的影响等（图15）。

然而，管理上颌牙列缺失需要细致的计划，且更具挑战性（Desjardins，1992）。与上颌管理相关的难点包括特定的解剖特征、骨吸收模式、骨质、修复空间的需求、穿龈轮廓的重要性、口腔卫生、讲话时牙齿和硬组织的影响，以及修复体对面部、牙齿美学的重要性（Schnitman，1999；Zitzmann和Marinello，2000；Taylor，1991）。2017年，Pollini等强调了与上颌牙列缺失管理相关的挑战，并提出了唇–牙–嵴（LTR）分类。

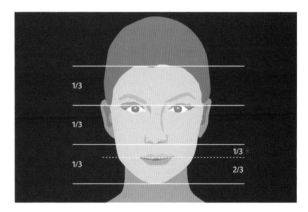

图15　面部比例。

LTR分类为上颌牙列缺失固定修复或可摘修复的治疗计划提供了指导（图16）。使用LTR分类可以帮助临床医生根据唇部运动和修复体空间的结构风险来识别美学风险。

应该认识到上颌牙列缺失的治疗会增加美学风险，因为上颌涉及面部支撑和唇部支撑，理想的牙齿位置、唇部和牙槽嵴之间的关系，以及需要特定的修复体设计来减少发音相关并发症或语音问题。

大会讲座：Nicola Ursula Zitzmann The Edentulous Maxilla–Fixed vs. Removable for Esthetic Outcomes

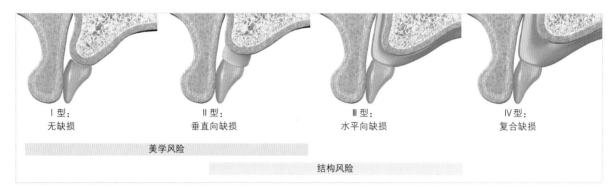

Ⅰ型：
无缺损

Ⅱ型：
垂直向缺损

Ⅲ型：
水平向缺损

Ⅳ型：
复合缺损

美学风险

结构风险

图16 LTR分类。与上颌牙列缺失情况相关的4个主要指征。请注意，分类是基于牙槽嵴和唇部之间的水平向缺损以及修复体和牙槽嵴之间的垂直向缺损。种植体植入的可用骨量不影响适应证类型［摘自Pollini等（2017），图片转载已经许可］。

在管理全口种植修复时，EERA由7个影响美学效果的临床风险因素组成。具体风险因素，如表4所示。Zitzmann和Marinello在1999年的文章，以及之前提到的Pollini等2017的文章中已经提到了几个因素。在使用EERA时，一个重要的

关键因素是考虑所有的治疗方案和选项（即，固定vs可摘）。这样做将确保临床和诊断结果有助于确定信息驱动的治疗选择。这种方法通常需要实体模型（蜡牙试戴）或数字排牙，以确定和评估潜在的治疗效果，并有效利用EERA（图17）。

表4 无牙颌美学风险评估（EERA）

美学风险因素-无牙颌	风险水平		
	低	中	高
牙弓	下颌		上颌
面部支撑（固定）	牙槽嵴提供充足的面部支撑	患者所能容忍的少量变化	需要基托提供充足的面部支撑
面部支撑（可摘）	需要基托提供充足的面部支撑	患者所能容忍的少量变化	基托空间不足
唇部支撑	设计的牙齿位置提供理想的唇部支撑	患者所能容忍的少量变化	设计的牙齿位置对唇部支撑不理想
上唇长度	长上唇（>20mm）		短上唇（<20mm）
颊廊*（萎缩的牙槽嵴）	可摘修复		固定修复
笑线	大笑时不暴露牙槽嵴（上颌或下颌）		大笑时暴露牙槽嵴（上颌或下颌）
上下颌关系	Ⅰ类	Ⅱ类	Ⅲ类

*最终修复体理想的狭窄区域

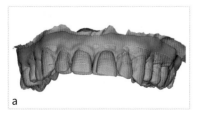 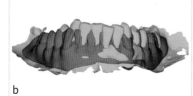 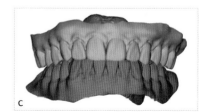

a　　　b　　　c

图17a~c 全口修复的数字化排牙示例。

3.5.1　面部支撑

在规划过程中，确定最佳或所需的面部支撑是一个关键因素。这主要是因为面部组织一方面由患者现有的颌骨和牙齿支撑；另一方面在无牙的情况下，由义齿的唇颊基托和人工牙支撑。影响面部支撑的解剖学因素包括剩余牙槽嵴、牙齿位置和鼻下结构（唇部长度和厚度、人中、鼻唇沟）。面部支撑在患者的审美感知中起着重要的作用，并且与补偿上颌后缩、下颌前突相关（Zitzmann和Marinello，1999）。对于牙列缺失患者，任何需要口外面部组织支撑的情况都应从正面观和侧面观评估患者佩戴及不佩戴修复体时的状态（图18）。

3.5.2　唇部支撑

在评估有牙患者时，中切牙的牙槽嵴形态和冠方牙冠轮廓对唇部支撑的影响最大（Zitzmann和Marinello，1999）。但对于上颌牙列缺失患者，由于缺乏牙齿支撑和拔牙后的骨吸收模式，这种影响有所改变，导致需要修复体来提供失去的支撑。影响颊部和唇部组织支撑的其他因素包括上唇的肌肉（主体）、干湿唇红边界和牙齿的长度/位置。上唇薄的患者通常具有较高的美学风险，因为牙槽嵴形态、种植体位置或最终修复体的类型与设计方面的任何不足都将被放大并且难以解决。

对于计划在上颌进行种植治疗的牙列缺失患者，需要修复体提供的面部和唇部组织支撑是帮助选择固定或活动修复方案的关键组成部分。评估应首先在大笑时不佩戴义齿的情况下进行。如果患者在大笑时露出剩余牙槽嵴，建议使用唇部基托，以防止美学问题（Taylor，1991）。这样的情况，如果需要固定修复方案，手术干预将是必要的。手术不仅要克服潜在的美学问题，还要为修复体和种植部件（即，修复空间）创造空间。然后是确定患者是否能耐受"无基托的解决方案"。这可以通过复制义齿、磨除基托后再来评估唇部支撑（图19~图21）。

唇薄/短的牙列缺失患者在戴入"无基托"义齿时，有时会在微笑时出现横向唇痕，影响美观

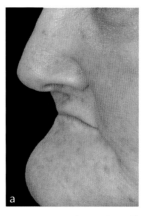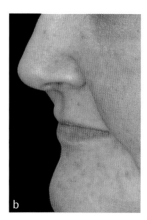

图18a，b　上颌和下颌覆盖义齿戴入前后，义齿对面部支撑的改善。

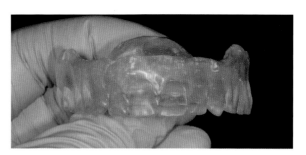

图19　磨除唇部基托后复制义齿。

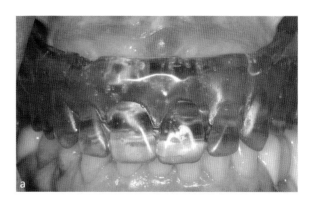
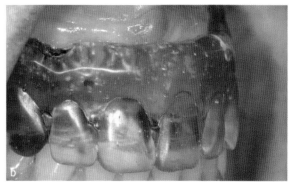

图20a，b　试戴"无基托"复制义齿。

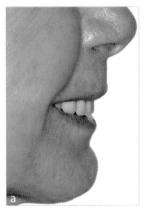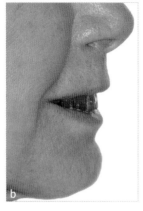

图21a，b 评估有无唇部基托对唇部的支撑。

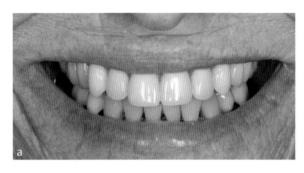

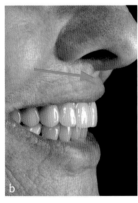

图22a，b 上颌戴入最终固定义齿后出现横向唇痕。

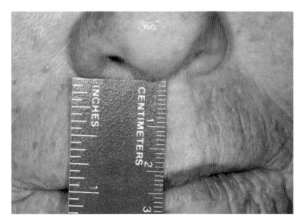

图23 测量上唇长度。

（图22）。这种横向唇痕也可能是受到口外一些临床因素的影响。2017年，Beer和Manestar认为这种唇痕与降鼻中隔肌的存在或功能亢进相关。研究连续检查了100位女性志愿者，发现在40岁以上的女性中，有38%的人在息止状态时出现上唇唇痕，70%的人在微笑时出现上唇唇痕。因此，在诊断阶段，治疗团队应在治疗开始之前评估患者是否存在横向唇痕，并与患者讨论可能的问题或未来使用肉毒毒素美容治疗的需要。

3.5.3 上唇长度

上唇的位置和长度是前牙美学最重要的因素之一，对其静态和动态的评估将在决定患者的修复体类型中发挥关键作用（Pollini等，2017）。对于上颌牙列缺失患者，动态微笑时唇线的位置直接受上唇长度的影响。上唇长度的测量是从鼻小柱的底部（鼻下）到人中的位置（图23）。上唇长度会随着年龄的增长而不断变化，并长期显著地影响上颌牙齿的暴露。平均长度为21～25mm的上唇，通常上颌牙齿的暴露量为2.2mm，下颌牙齿的暴露量为1mm（Vig和Brundo，1978）。短上唇（息止状态时＜20mm）暴露修复体与牙槽嵴连接处的风险较高。在短上唇的患者中，息止状态即可看到上颌前牙的切缘和唇面，而在长上唇的患者中，切缘和唇面将被覆盖（Zitzmann和Marinello，1999）。

3.5.4 颊廊

微笑是否有吸引力还受到许多其他因素的影响，包括牙齿中线、笑线与切缘平面凸度、牙齿暴露量、咬合平面凸度和斜度、颊廊、比例和对称性等。有关微笑吸引力比较有争议一个因素是颊廊的大小。颊廊被定义为微笑时上颌牙齿颊面和嘴角之间的阴影空间（Martin等，2007）。Martin等在他们的研究中报告说，非专业人士认为颊廊小的微笑比颊廊大的微笑更有吸引力（P<0.05）（图24）。在评估有牙患者进行牙齿/种植体混合修复时，应在诊断阶段对颊廊进行评估，以确定是否需要正畸干预。

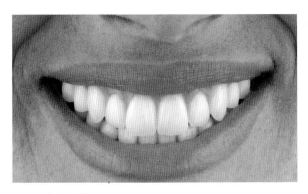

图24 颊廊小的患者。

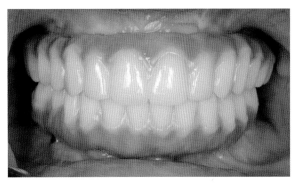

图25 通过水平向延伸种植体支持式修复体来减少颊廊。

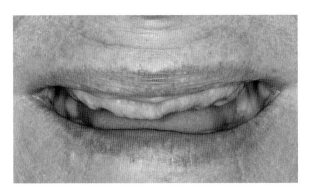

图26 大笑时可见剩余牙槽嵴。

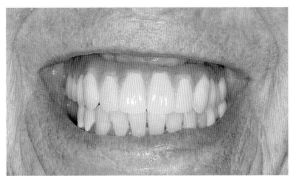

图27 一个高位笑线合并短上唇暴露过渡线的例子,导致美观欠佳。

在牙列缺失患者中,治疗前对颊廊的评估将发挥更大的作用,因为剩余牙槽嵴的位置和大小以及它在大笑时与嘴角的关系会影响美学效果。当上颌牙弓狭窄且患者希望采用固定修复方案时,则会使修复体水平向外延伸超出牙槽嵴,而这容易引起食物滞留,维护也更困难(图25)。根据牙槽骨的吸收量和所需的修复体设计,可能要通过外科修正剩余牙槽嵴的几何形状,以确保一个凸形轮廓,防止食物滞留,利于口腔卫生操作,建立可持续的口腔健康(Stein,1966)。在遇到窄牙弓的患者时,可以在种植体植入前对牙槽嵴进行外科修正,或使用可摘义齿(覆盖义齿)作为替代方案。

3.5.5 笑线

基于上唇的位置,Tjan等(1984)将有牙患者的微笑分为高位、中位、低位3种,其中中位和高位笑线对应80%的人口。具体方法是要求患者分别在佩戴和不佩戴修复体的情况下微笑以评估笑线。对于上颌牙列缺失、微笑时暴露剩余

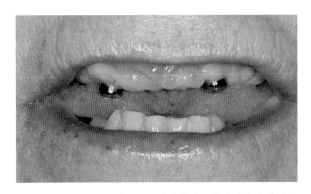

图28 临床实例显示计划行固定修复方案的患者在大笑时暴露的剩余牙槽嵴与种植体。

牙槽嵴的患者将有更高的美学并发症风险,因此修复体的类型和种植前的手术干预将在结果中发挥重要作用(图26)。对于高位笑线且牙槽嵴严重吸收的患者,种植体支持式覆盖义齿通常是首选,因为它可以提供额外的支撑。高位笑线合并短上唇的患者存在极大的美学风险,因为这样的情况增加了过渡线暴露的可能性,导致美观欠佳(图27)。诊断和治疗计划不当造成的并发症,可能导致种植体无法修复(图28)。

3.5.6 上下颌关系

已有文献报道，拔牙后剩余牙槽嵴会发生垂直向和水平向骨吸收（Carlsson等，1967；Tallgren，1966；Tallgren，1967），以及全口义齿患者在5～25年后的骨吸收情况（Pollini等，2017）。剩余牙槽嵴在拔牙后的前6个月发生初期骨吸收，随后数年发生持续、稳定的骨吸收（Tan等，2012；Van der Weijden等，2009）。上颌骨和下颌骨吸收特点的不同导致上下颌关系的改变。在治疗的诊断和计划阶段，上下颌关系的评估通常由头影测量辅助完成。在评估过程中特别重要的是确定牙齿的位置，以及牙齿位置与剩余牙槽嵴之间的关系。这是在正确的咬合垂直空间上评估骨性关系的必需步骤。颌位关系的确定可以显示颌间隙的大小、安氏分类、是否需要义齿唇部基托，以及前牙位置与未来种植体位置的关系。

牙弓间关系的差异（例如，反𬌗、严重的安氏Ⅱ类或Ⅲ类颌位关系），以及显著缩小的上下颌间隙可导致修复体有关生物力学的风险增加。因此，在早期阶段认识到这些潜在问题是很重要的（Wismeijer等，2010）。

ITI口腔种植临床指南第4卷：Daniel Wismeijer、Paolo Casentini、German Gallucci和Matteo Chiapasco Loading Protocols in Implant Dentistry-Edentulous Patients

这些问题的解决方案可能包括：

- 不植入种植体。
- 种植前进行正颌手术。
- 植骨手术。
- 为避免可能的并发症，选择其他修复方案（例如，使用可摘修复方案而非固定的）。
- 在颌间隙不足的情况下，降低牙槽嵴高度以获得更大的修复空间。

由于牙槽骨重塑模式的特点，牙槽嵴严重萎缩的患者常常表现为Ⅲ类关系，类似于义齿就位不良且严重磨耗的患者。在严重的情况下，如果要恢复Ⅰ类关系，则可能需要可摘义齿。

大会讲座：Dean Morton Management of Edentulous Arches

3.6 外科风险

W. D. POLIDO

若干因素会影响植入种植体时的外科风险，这些因素应作为治疗计划的一部分加以识别和处理。在某些情况下，这些因素可以单独考虑；但在大多数临床情况下，不同的外科修正因素之间，以及与全身因素、修复因素和美学因素之间存在相互作用。它们可以不按特定顺序进行分析，但我们建议所有的因素都需进行详细的检查。

任何外科技术的固有组成部分都存在并发症风险。并发症风险与许多因素有关，包括外科复杂性、邻近解剖结构、美学因素以及治疗医生的技能和经验。并发症风险有高有低，必须依据不同种植部位和术式进行评估。

进一步考虑的是并发症的后果。如果并发症可以得到控制，且对种植体或修复体没有任何不良影响，则该并发症可被视为低风险。如果并发症将导致不良的骨和/或软组织结果，根据并发症的性质，长期结果的风险则可能为中至高风险。

ITI学习模块：Simon Storgård Jensen Surgical Complications and Management

为了便于制定决策树和风险评估，我们将外科风险因素分为4类：解剖结构、邻牙状况、拔牙（必要性和拔牙类型）以及外科复杂性。每类又依据特定临床情况，从单颗牙修复到无牙颌重建，包含多种不同因素作为外科风险的修正因素。最终将外科风险因素分为低、中、高3种。

3.6.1 解剖结构

对于任何从事种植手术的人来说，全面的口腔解剖学知识是必需的。一些外科因素与患者的

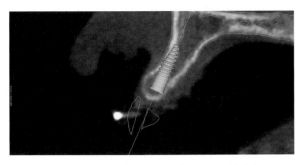

图29 CBCT显示水平向骨缺损。在本病例中，狭窄的牙槽嵴仍能放置1颗窄直径种植体。使用常规直径的种植体可能需要额外的植骨程序。

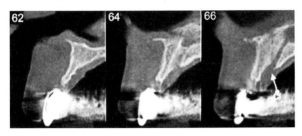

图30 CBCT显示水平向骨缺损。需要分阶段的骨增量手术。

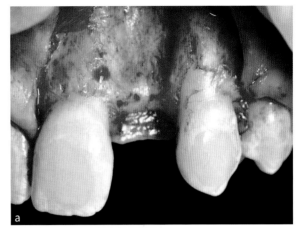

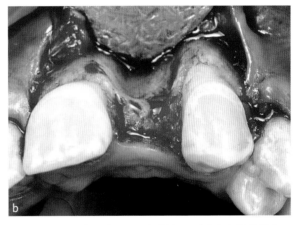

图31a，b 术中图片显示上颌侧切牙区垂直向骨体积充足（a）和水平向骨体积不足（b）。这是一种高风险情况，需要一期水平向骨增量。

解剖结构直接相关，并且每位患者可能存在个体差异。

种植治疗的基本要求是在理想的修复位置上有足够的骨量来支撑长度和宽度合适的种植体（Buser和von Arx，2000）。拔牙后，不同模式和程度的骨吸收，导致水平向和垂直向的骨量减小（Schropp等，2003）。这进而可能导致在种植体植入之前或植入时要进行骨增量手术（Chiapasco等，2009）。同期骨增量手术的需求增加了手术治疗的难度，并要求术者对口腔和颌面解剖学有更深入的了解。

3.6.1.1 骨体积-水平向

当牙槽骨有充足的宽度允许计划的种植体植入时，治疗被认为是低风险，因为不需要额外的植骨程序。理想情况下，种植体周至少应该有2mm的骨包绕，此时应该考虑常规直径（3.5~4.5mm）的种植体（Benic和Hämmerle，2014）。

对于水平向缺损，当预期的种植体周缺损至少有2个骨壁时，可同期进行骨增量手术（Chiapasco和Casentini，2018）。小范围同期行水平向骨增量手术被认为具有中等难度，需要具备使用

屏障膜和/或骨移植物、骨代用品的技能及经验。在一些情况下，可以考虑使用窄直径的种植体（3~3.5mm），同期进行水平向骨增量（图29）。

在美学敏感部位，可能要同时进行骨组织或软组织增量以获得长期的美学效果（Benic和Hämmerle，2014；Chiapasco和Casentini，2018）。

如果牙槽骨水平向骨宽度不足（图30），所选择的种植体不能放置在理想的"以修复为导向"的位置上，则可能要分阶段植骨，并且认为该治疗风险较高。与这些类型缺损相关的手术（例如，块状骨和颗粒骨联合的侧向骨增量手术）和/或空间维持的引导骨组织再生术（钛加强膜、帐篷钉、钛网）具有很高的难度，要求术者具备丰富的外科技能和经验。手术和术后并发症的风险也相应增加（图31）。

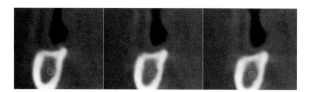

图32 下颌后牙区CBCT断面观。可见牙槽嵴严重的垂直向骨缺损。必须在短种植体和分阶段垂直向骨增量之间做出选择。

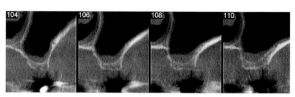

图34 CBCT显示上颌后牙区垂直向骨缺损，但水平向骨宽度良好。有必要进行上颌窦底提升术。

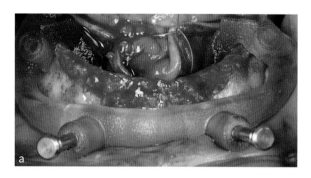

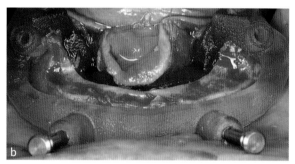

图33a，b （a）无牙颌牙槽嵴，须截骨（在截骨导板引导下）。（b）根据导板进行截骨。

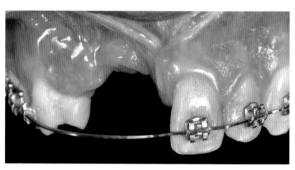

图35 上颌侧切牙和中切牙缺失。可见巨大的垂直向缺损，软组织瘢痕和系带附着过低。软组织的处理与骨缺损的处理同样重要。

3.6.1.2 骨体积–垂直向

垂直向骨量直接关系到种植体和修复体的效果。理想情况下，种植体的最小长度应为8mm。

少量的牙槽嵴骨缺损可以无须骨增量。然而，当种植体颈部位于黏膜边缘较深的位置时，可能会影响之后的修复程序，并可能使种植体周组织健康的长期维护复杂化。

如果存在重要的解剖结构或严重的骨吸收，降低了垂直向骨高度，则可以考虑较短长度的种植体。但是，长度<6mm的种植体的长期留存率尚无充分的文献记载，尽管植入短种植体的复杂性小于分阶段垂直向骨增量（Papaspyridakos等，2018）。当使用短种植体时，牙冠与种植体

的比值较大，建议将若干种植体连接后修复，负荷也必须小心。在骨高度不足的部位，邻近重要解剖结构会增加手术并发症的风险。由于这些原因，有轻至中度垂直向骨缺损的部位，植入短种植体或同期进行小范围的垂直向骨增量，应被认为是中风险（图32）。

在某些临床情况下（例如，用混合固定修复体治疗牙列缺失患者时），可能要在垂直向上截骨，为修复体创造空间。当垂直向骨量允许种植体植入但须截骨时，手术范围更广，被认为是中风险（图33）。

在有明显垂直向骨缺损的部位（图34），需要独立的骨增量手术或在种植体植入同期进行较大的骨增量术，风险较高。垂直向骨增量手术包括上颌窦底提升术、块状骨移植、屏障膜和/或钛网联合自体骨或骨代用品进行垂直向牙槽嵴增量，以及牵张成骨（Polido和Misch，2021）。这些手术难度大、手术并发症风险高（Chiapasco和Casentini，2018），临床医生需要有较高水平的临床技能和经验。在美学区，手术的挑战性进一步增加（图35）。

3.6.1.3 角化组织

充足的牙龈软组织体积、质量对于最终和长期稳定的治疗效果至关重要。

种植体周有足够宽度的角化附着黏膜，可以使软硬组织更稳定、菌斑聚集更少、软组织退缩更少，从而降低种植体周黏膜炎和/或种植体周炎的发生率。

种植体周红色美学的长期稳定与充足的种植体周软组织厚度密切相关（Sculean等，2014）。

如果种植部位有厚的（＞4mm）角化组织，则被认为是低风险；而角化组织在2～4mm的，则被认为是中风险，可能需要额外的软组织手术（图36）。

在美学重点区域，如果种植部位的组织表型为薄型（＜2mm），则相对棘手，美学并发症的风险增加（图37）。它们发生边缘黏膜退缩的风险更高（Evans和Chen，2008），可能经常要辅助软组织增量来防止这种情况的发生。在进行骨增量时，也可能发生膜龈交界处的移位。

这增加了治疗的难度，需要高水平的临床技能和经验来获得可靠的手术结果。

3.6.1.4 软组织质量

充分的软组织处理是获得最佳结果的必要条件。瘢痕、肌肉附着过低和炎症的存在都会阻碍愈合，影响手术软组织瓣的设计和管理、血供以及组织表型。

无瘢痕和炎症是低风险的理想情况。

如果组织无炎症，但存在少量的瘢痕，通常在种植体植入时软组织可以得到良好的处理，被认为是中风险。因此，临床医生需要一些处理软组织及其潜在愈合缺陷的经验。

当存在瘢痕或纤维组织附着过强时，通常需要额外的分阶段软组织手术以获得更好的组织质量（图38）。这要求医生有更多的经验，并会带来额外的创伤，因此被认为是高风险。

急性炎症或慢性炎症的存在（例如，瘘管）（图39），会增加组织撕裂和愈合受损的风险，因此也被认为是高风险（Blanco等，2019）。

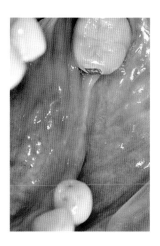

图36 种植体计划位点位于狭窄的牙槽嵴，并且角化组织不足2mm，需要辅助软组织处理。

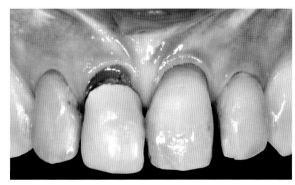

图37 薄龈表型和中切牙周围牙龈退缩。

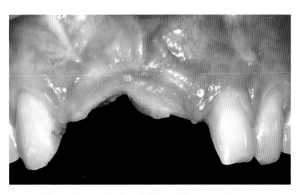

图38 前牙区多颗牙缺失，有软组织缺损和瘢痕。

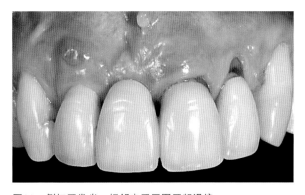

图39 侧切牙发炎；相邻尖牙周围牙龈退缩。

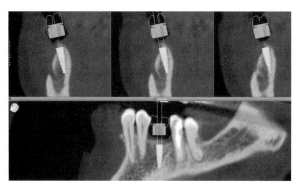

图40 下颌前磨牙区种植体虚拟手术规划。注意拟种植体邻近颏孔。

3.6.1.5 邻近重要解剖结构

任何种植手术都有损伤邻近解剖结构的风险（例如，邻近的牙根、神经血管结构、上颌窦、鼻腔和颊部或舌部/腭部皮质骨穿孔）。术前需要仔细的临床和影像学评估骨的形状、尺寸，以及软组织的状况，以确定损伤这些结构的风险程度（图40）。

当软硬组织移植要获取自体骨或软组织时，还必须考虑供区的解剖风险。根据受累程度和靠近重要解剖结构的程度，外科复杂性不等，风险也从低到高不等（表5）。

 ITI学习模块：Vivianne Chappuis <u>Anatomy with Relevance to Implant Surgery</u>

表5 外科修正因素：解剖结构

外科修正因素	风险或难易程度		
	低	中	高
	局部因素		
解剖			
骨体积–水平向	充足	不足，但允许同期增量	不足，在种植体植入前需要一期增量
骨体积–垂直向	充足	少量缺损允许种植体植入 少量缺损允许同期增量 充足，但须截骨	不足，需要一期垂直增量 不足，种植体植入同期行垂直向增量
角化组织	充足（>4mm）	少量（2~4mm）	不足（<2mm）
软组织质量	无瘢痕和炎症	少量瘢痕/无炎症	存在瘢痕和炎症
邻近重要解剖结构	损伤风险：低	损伤风险：中	损伤风险：高

3.6.2 邻牙状况

在进行外科手术时，必须特别注意邻牙周围组织的解剖状况，尤其在美学区。即使在后牙区，与计划种植位点相邻的牙齿周围组织是否健康也会极大地影响治疗风险和最终结果。

3.6.2.1 龈乳头

种植体周龈乳头的高度是影响美学效果的主要参数之一。龈乳头的有无受多种因素的影响。据报道，与天然牙相比，种植位点的龈乳头明显较短。手术重建缺失的龈乳头具有挑战性且不可

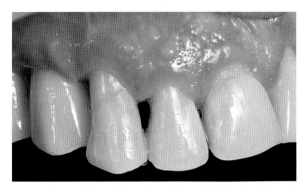

图41 尖牙和侧切牙之间龈乳头缺失。尖牙的牙周受损，需要拔除。

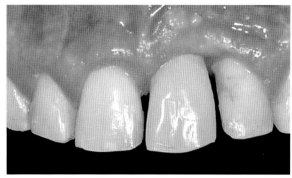

图42 拟种植位点（上颌左侧中切牙）的邻牙存在软组织退缩的临床示例。

预测。因此，获得龈乳头最可靠的方法是认识到它的存在并防止其缺失（Sculean等，2014）。

当邻牙存在龈乳头附着时，风险较低。当龈乳头缺失时（图41），取决于缺牙部位，可被认为是中风险。龈乳头缺失是高风险的特征。

3.6.2.2 退缩

种植体植入位点附近的牙齿是否存在软组织退缩会在许多方面影响结果。牙齿缺失后发生牙槽骨吸收，在许多情况下，这种骨吸收可以延伸到邻牙。既往手术、牙周病和外伤是导致邻牙唇颊侧和邻面软组织退缩的最常见因素（图42）。

当邻牙已经发生牙龈退缩时，必须调整手术切口，并同时规划对邻近牙根和种植位点的移植。对缺牙区邻牙进行移植手术，其结果并不可靠（Chackartchi等，2019），并可能导致治疗区域的结果受损。

临床医生必须具备牙周成形手术的技术和专业知识，并具有处理与之相关所有因素的经验。

不存在退缩被认为是低风险，而存在退缩则被认为是高风险。

3.6.2.3 邻面附着

邻面龈乳头的有无取决于邻牙牙周和牙槽骨附着的垂直位置。据报道，当患者的接触点与牙槽嵴顶垂直距离≤5mm时，可获得完整的龈乳头

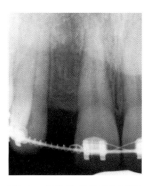

图43 根尖放射线片显示种植体邻牙的邻面骨附着理想。

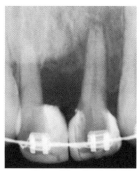

图44 根尖放射线片显示种植体邻牙的骨附着位于根方。

充填；当距离>5mm时，龈乳头存在的比例降低至50%（Sculean等，2014）。

垂直向骨再生的量和由此产生的龈乳头高度受相邻天然牙的牙周附着高度限制。因此，邻牙原有的附着丧失将导致不利的龈乳头高度。目前尚无可靠的外科技术可以克服这些生物学限制。

当种植体邻面附着位于邻牙釉牙骨质界水平，治疗为低风险（图43）。釉牙骨质界与牙周附着之间的距离越大（图44），未来种植体与修复体周围获得充足组织的可能性就越低，进而生物学并发症的风险就越高（表6）。

ITI学习模块：Wagner Duarte Surgical Assessment of the Implant Site

表6 外科修正因素：邻牙状况

外科修正因素	风险或难易程度		
	低	中	高
	局部因素		
邻牙状况			
龈乳头	完整	缺损	缺失
退缩	无		有
邻面附着	位于釉牙骨质界		低于釉牙骨质界

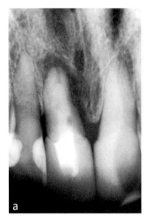

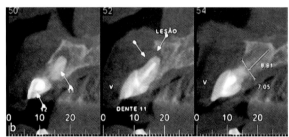

图45a，b 中切牙拔除前的根尖放射线片（a）和CBCT（b）。注意颊侧、近中和根尖区明显的骨吸收。就拔牙后可用的牙槽骨而言，这是一种高风险的情况。

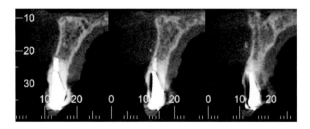

图46 上颌右侧侧切牙CBCT显示需要拔除牙根。唇侧骨壁薄，但骨的宽度和高度足够。

3.6.3 拔牙

拔牙是治疗的第一步，因此应在拔牙前就进行种植体植入的风险评估（Buser等，2017）。由于不同部位、不同患者的骨和牙根形态差异很大，所以局部解剖对于治疗方案的选择非常重要。CBCT图像是观察骨三维形态的最佳方法，它被认为是目前制订种植手术计划的标准（图45）。

种植体植入时机的决策（即刻、早期或晚期）很大程度上受牙根形态/根间骨、牙槽骨和基底骨形态，以及患牙周围软组织质量与数量的影响。

所有这些因素都是相互关联的，不应单独分析，而应相互结合。

3.6.3.1 牙根形态/根间骨

"以修复为导向"的种植体规划和良好的初始稳定性是实现理想的种植体植入的必要条件。牙根形态可以影响牙槽骨形态以及根间骨的存在与否。

牙槽骨前部的单根牙在拔除后，拔牙窝的根尖和腭侧可提供足够的剩余骨用于种植体的植入（图46）。前牙由于没有牙根间隔，种植的风险被认为低于有牙根间隔的后牙。通过观察牙槽骨和基底骨的形态，可以确定是否有足够的骨量满足种植体的植入。在美学区，可以应用美学风险评估表（Martin等，2017）（见第3.4章节）。

在后牙区，多根和根分叉通常伴有大而粗的骨间隔，可用于种植体固定。但该术式具有技术敏感性，需要丰富的临床技能和经验。外科风险被认为是中风险。

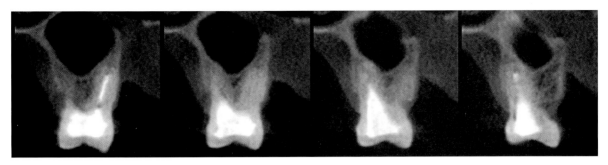

图47　上颌左侧磨牙CBCT显示根分叉，顶端距窦底＜5mm。

　　然而，如果患牙牙根形态呈锥形或融合根，没有骨间隔，拔牙后所产生的拔牙窝大于最宽的种植体直径，此时，外科风险被认为是高风险。根尖方的牙槽骨决定了种植体是否可以固定（图47）。

　　当拔牙后，拔牙窝根尖方或腭侧无可用骨时，可能需要牙槽嵴保存术（拔牙时植骨），以减少骨吸收。这种被认为是中风险的术式导致有意为之的种植体延期植入，并且可能在种植体植入时仍需额外植骨。

3.6.3.2　牙槽骨和基底骨形态

　　牙槽骨的形态和根间骨的存在与否将影响种植体能否获得良好的初始稳定性。

　　如果拔牙后牙槽骨/基底骨在拟种植体顶端周围可提供充足的高度（＞4mm）和宽度（＞2mm），因为可以获得初始稳定性，外科风险被认为是低风险（图48）。

　　当牙槽骨/基底骨高度充足，但在拟种植体的顶端周围宽度＜2mm，外科风险被认为是中风险，因为可能要进行水平向增量，且无法获得良好初始稳定性的风险较高。

　　如果拔牙后，由于靠近下牙槽神经管或上颌窦底等解剖结构，或存在较大的根尖周病变，剩余骨高度不足（＜4mm），可能无法获得良好的初始稳定性。因此，这些情况被认为是高风险。为了减少骨吸收，降低延期种植的难度，可能要进行牙槽嵴保存术。

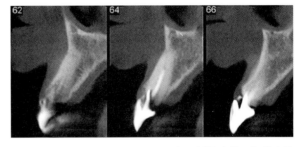

图48　上颌右侧侧切牙CBCT。注意唇侧骨壁薄，但基底骨宽，有利于获得良好的初始稳定性。

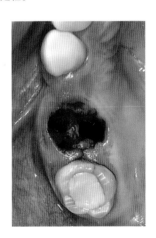

图49　上颌磨牙拔除后的临床图片显示拔牙窝骨壁完整。

3.6.3.3　拔牙窝骨壁

　　拔牙窝骨壁的存在有利于手术的进行，因为它为周围软组织和骨移植材料提供支持（Buser等，2017）。当计划种植体植入时，无论植入时机为何时，都建议进行谨慎的微创拔牙手术。

　　拔牙后，如果所有骨壁都完整，则被认为是低风险（图49）。

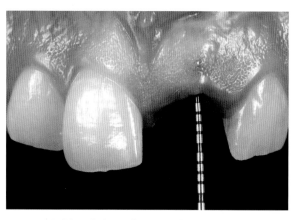

图50 上颌中切牙拔除后的临床图片。探针显示唇侧骨板缺失。

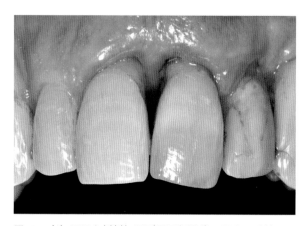

图51 中切牙及左侧侧切牙周围牙龈退缩，因为严重的牙周病需要拔除。

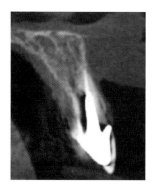

图52 CBCT显示中切牙因牙根折裂需拔除。可以看到较薄的唇侧骨壁。

既往患牙已有的骨缺损导致拔牙窝骨壁的部分缺失，或拔牙导致剩余牙槽骨的少量缺损或开裂，则被认为是中风险。此时，可以同期进行小范围的植骨，也可以进行位点保存手术（Benic和Hämmerle，2014；Chiapasco和Casentini，2018）（图50）。

存在牙周或根管问题的患牙，在拔除牙根后造成严重骨缺损，可导致一壁或多个牙槽骨壁的缺损。破坏性的拔牙手术也可能导致拔牙窝骨壁的破坏，影响种植体的植入或骨增量手术（图51）。当存在骨开裂时，即使是厚龈表型，牙龈退缩也似乎不可避免（Blanco等，2019）。这些情况被认为是高风险。

3.6.3.4 唇侧骨壁厚度

拔牙窝唇侧骨壁的厚度与骨吸收和骨重塑模式有关。它不仅显著影响水平间隙的充填量，而且影响垂直向牙槽嵴的吸收量。

唇侧骨壁支持种植体唇侧的黏膜。因此，唇侧骨壁的吸收程度比舌侧或腭侧的吸收程度更有临床意义。

种植体即刻植入拔牙窝并不能防止牙齿拔除后发生的牙槽嵴的改变。即刻种植通常要辅助软硬组织增量，以尽量减少边缘骨吸收和黏膜退缩的风险（Buser等，2017）。

在唇侧骨壁厚度＞2mm的位点进行即刻种植的风险较低。然而，如果种植体植入后唇侧骨壁较薄（＜1mm），则水平向和垂直向边缘骨吸收以及种植体表面暴露的风险增加。这反过来又增加了边缘组织退缩的可能性。

评估前牙区唇侧骨壁厚度的最佳方法是拉开唇部后进行CBCT扫描（Januario等，2008）（图52）。

对于唇侧骨壁较薄（＜1mm）的位点，美学风险较大，治疗难度也更高。

3.6.3.5 预计种植体植入后的剩余缺损

唇侧骨壁厚度以及水平间隙的大小（牙槽窝内部与种植体表面之间的空间）是影响种植体即

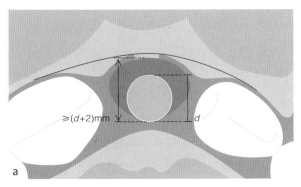
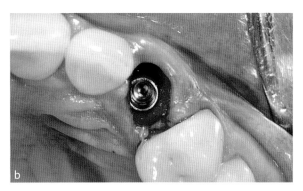

图53a，b　（a）种植体植入拔牙窝内，四周骨壁基本完好（摘自ITI口腔种植临床指南第3卷《拔牙位点种植：各种治疗方案》）。（b）左侧尖牙位点即刻种植的临床图片。注意颊侧间隙＞2mm，有利于使用骨代用品来支撑软组织。

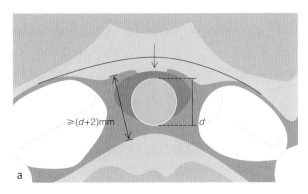
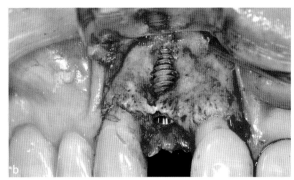

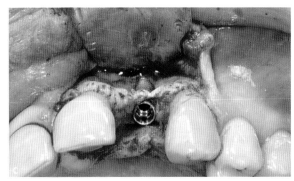

图54a～c　（a）种植体位于牙槽骨骨弓轮廓以内，唇侧骨板平整。这是早期种植的典型表现（2型和3型）（摘自ITI口腔种植临床指南第3卷《拔牙位点种植：各种治疗方案》）。（b，c）临床图片显示种植体位于牙槽骨骨弓轮廓以内，唇侧骨板平整。注意存在骨开窗且种植体螺纹暴露，需要水平向骨增量。

刻植入拔牙窝后发生骨吸收和骨塑形/骨重塑模式的解剖因素。

考虑到需要至少2mm的唇侧骨壁厚度以避免拔牙后的软组织塌陷，再生技术和/或软组织移植对种植体周获得丰满的骨弓轮廓显得尤为重要。

如果种植体周有充足的骨宽度，并且预计没有剩余缺损，则不需要骨增量，被认为是低风险。

在即刻种植体植入时，时常会出现剩余缺损。如果存在一壁骨缺损（唇侧骨板缺失或开裂），此时种植体位于牙槽骨骨弓轮廓以内（图53）。即刻种植通常被认为具有很高的美学风险。

在早期种植时，通常唇侧骨板已经变得平整（图54）。种植体仍位于牙槽骨骨弓轮廓以内。这种情况被认为是中风险。早期种植通常要联合植骨，但该术式更可靠且技术敏感性不强。

在某些情况下，种植体可以放置在理想的"以修复为向导"的位置上，且具有良好的初始稳定性，但剩余缺损为两壁至三壁骨缺损，此时则认为种植体位于牙槽骨骨弓轮廓以外（图55）。此时，植骨是必需的，且范围更大，结果更难以预测，要求临床医生具备更高水平的专业知识。该术式被认为具有高风险因素，并且可能要进行分阶段的骨增量手术。

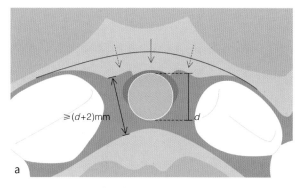 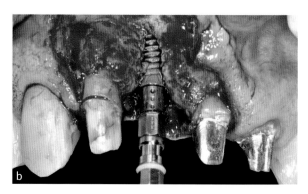

图55a，b （a）种植体位于牙槽骨骨弓轮廓以外（摘自ITI口腔种植临床指南第3卷《拔牙位点种植：各种治疗方案》）。（b）临床图片显示种植体位于牙槽骨骨弓轮廓以外，需要水平向骨增量。

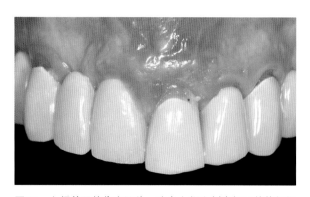

图56 上颌前牙的临床图片。注意上颌左侧中切牙的软组织退缩。

3.6.3.6 软组织质量与数量

天然牙列和种植体周的薄龈表型比厚龈表型具有更高的牙龈退缩风险。薄龈表型在即刻种植后发生唇面退缩的概率是厚龈表型的3倍，退缩量也是厚龈表型的3倍（Sculean等，2014）。

在厚龈表型、角化组织充足、待拔牙周围无退缩的位点，和软组织质量与数量相关的风险评估被认为是低风险。

当待拔牙周围出现软组织退缩，通常角化组织较窄或缺失。这种情况应归类为和软组织质量与数量相关的高风险，美学并发症的风险也相应增加。此外，未来种植体支持式牙冠周围角化组织不足可能会增加后期生物学并发症的发生率（Roccuzzo等，2016）。当出现退缩时，早期植入可能是有益的，因为在愈合6～8周后，剩余牙槽骨只发生了少量的骨重塑，而软组织的质量和数量将显著增加（Chappuis等，2017）。

应始终结合待拔牙周围的软组织数量（是否有退缩）来评估软组织的质量（角质化组织的数量）（图56；表7）。

表7　外科修正因素：拔牙

外科修正因素	风险或难易程度		
	低	中	
	局部因素		
拔牙			
牙根形态/根间骨	单根	多根/根分叉； 根间骨可用于固定种植体	多根/根分叉较小/牙根粗大； 根间骨无法固定种植体
牙槽骨和基底骨形态	拟种植体的根尖方骨高度充足（≥4mm），宽度充足（＞2mm）	拟种植体的根尖方骨高度充足（≥4mm），但宽度不足（＞2mm）	拟种植体的根尖方骨高度不足（＜4mm）
唇侧骨壁厚度	≥1mm		＜1mm
预计种植体植入后的剩余缺损	无剩余缺损	剩余缺损，种植位点位于骨弓轮廓内（可以即刻或延期植入，但植骨后效果更可靠）	剩余缺损，种植位点位于骨弓轮廓外（植骨效果不可靠；可考虑一期植骨）
软组织质量	角化组织充足		角化组织不足
软组织数量	充足（无退缩）		不足（退缩）
牙弓中的位置	非美学区		美学区

ITI学习模块：Eduardo Lorenzana Minimally Traumatic Extraction Techniques

ITI学习模块：Nikos Mardas Healing of the Extraction Socket

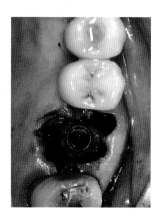

图57 在第一磨牙位点进行即刻种植。间隙中需放入植骨材料。

3.6.4　外科复杂性

外科复杂性是指那些可以单独改变种植体植入风险的因素：植入时机、移植程序和种植体数量。在判断以上因素时，还须考虑其他个别因素。接下来将一一进行讨论。

3.6.4.1　植入时机

即刻种植（1型）合并了拔牙和种植体植入，减少了患者接受外科手术的次数。种植体周

缺损通常表现为二壁或三壁骨缺损，可同期进行骨增量（图57）。

此外，部分患者有机会在植入后不久将临时修复体就位到种植体上，从而避免了患者佩戴可摘临时义齿。

ITI在线学院学习途径：Immediate Placement

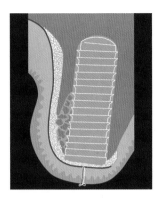

图58　骨增量手术的分层概念：碎骨、骨代用品和胶原膜（蓝色线）（摘自ITI口腔种植临床指南第7卷《口腔种植的牙槽嵴骨增量程序：分阶段方案》）。

ITI学习模块：Daniel Buser、Stephen Chen和Vivianne Chappuis Simultaneous Contour Augmentation Using GBR

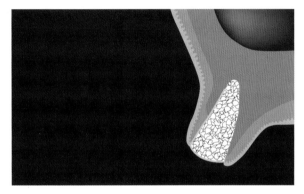

图59　位点保存示意图（摘自ITI口腔种植临床指南第10卷《美学区种植治疗：单颗牙种植的最新治疗方法与材料》）。

大会讲座：Mauricio Araujo Key Anatomical Factors for Predictable Ridge Preservation and Augmentation

　　然而，这些优势可能被种植窝洞预备的技术难度所抵消。即刻种植的窝洞预备要求种植体在良好的"以修复为导向"的位点上植入，且获得初始稳定性。此外，即刻种植发生黏膜退缩的风险也会增加，从而影响软组织的美学效果。通常需要额外的软硬组织增量手术来克服这一风险，这进一步增加了手术的技术要求。虽然用颗粒骨或骨代用品对种植体周缺损进行植骨很容易实现，但由于骨壁的凸面形态，唇侧骨板外表面的植骨并不简单。在即刻种植时，手术通常不翻瓣，特别是在美学区。如果需要初期软组织关闭，软组织的缺损会增加无张力关闭的难度，组织瓣的拉拢将改变膜龈联合的位置。牙槽骨和基底骨的情况也要考虑。临床医生应该注意拔牙后的骨重塑是不可预测的。这可能会导致骨再生结果不佳和不可预期的骨量变化。

　　在早期种植（2型和3型）时，拔牙后的初始愈合期将发生若干有利于临床医生和患者的生物学事件，简化手术程序并降低术后并发症的风险（Buser等，2017；Chappuis等，2017）。软组织的自发愈合将提供额外的角化黏膜厚度，对覆盖移植物和改善美学效果非常重要。急性或慢性感染部位将得到缓解，降低感染风险。与新鲜的拔牙窝相比，根尖骨的形成可使种植窝洞预备变得简单。但翻瓣手术是必需的，通常要结合轮廓植骨和引导骨组织再生（图58）。

　　对于延期种植（4型），骨和软组织完全愈合，因此当骨体积和软组织条件良好时，与时机相关的外科风险被认为较低。但对于患者来说，这是最不可取的选择，因为预计需要更长的治疗时间，以及可能需要多次手术，尤其是骨重塑严重的情况下。当有意进行4型种植时，建议采用低替代率的骨充填物在拔牙窝内植骨（图59）。

　　与早期种植（2型和3型）或延期种植（4型）相比，即刻种植（1型）窝洞预备的技术难度最高（Buser等，2017）。拔牙后牙槽窝的解剖结构也会影响外科复杂性。该内容在拔牙部分有更详细的阐述。

当治疗牙列缺损的患者、治疗要拔除所有的余留牙并同期植入种植体时，每个计划植入种植体的位点必须单独观察。然而，在大多数情况下，种植体植入剩余的基底骨中，其生物学反应和影响因素与种植体植入牙槽骨时不同（图60）。

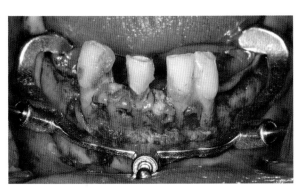

图60　余留牙即将被拔除并将行即刻种植。截骨导板显示了种植体植入的水平。种植体主要在基底骨内。

ITI学习模块：Stephen Chen Timing of Implant Placement after Tooth Extraction

3.6.4.2　移植程序

牙槽骨和软组织的最佳状态是获得良好临床疗效的关键前提。当这些条件不具备时，就必须进行周围组织的增量。增量手术增加了外科程序的风险和难度。根据所涉及步骤的复杂性和数量，以及采用同期或分阶段的方法，增量手术的难度从中到高不等（Chiapasco等，2009；Chiapasco和Casentini，2018）。

不需要辅助软组织或硬组织增量即可管理的种植位点被认为具有较低的操作难度。

允许种植体植入但需要辅助小范围的（2～4mm）硬组织和/或软组织增量的位点，难度中等，要求外科医生具备更多的经验和专业知识。

当种植位点允许种植体在正确的三维（3D）位置植入且种植体稳定，但要同期进行大范围的水平向或垂直向增量时，被认为是高风险。当种植体植入前要进行分阶段增量时也是如此。

临床医生在植入种植体时可以使用各类外科手术和增量技术。前提是临床医生必须充分了解他们推荐给患者技术的优点、缺点和临床证据，并且增量手术应始终遵循"以修复为导向"的理念（Chiapasco和Casentini，2018）。

大会讲座：Waldemar Daudt Polido Predictable Results in Staged Bone Grafts

ITI学习模块：Andreas Stavroupoulos Biological Principles of Bone Grafting

3.6.4.3　种植体数量

植入单颗种植体，被认为是低风险，因为手术过程通常更简单、更快，需要临床医生控制的因素更少。

植入2～3颗种植体，被认为是中风险，因为可能涉及多个位点，且种植体之间的关系可能影响最终的结果。

植入＞3颗种植体，被认为是高风险。这通常是无牙颌治疗或大范围牙列缺损的情况（Polido等，2018），需要精确的种植体之间的空间关系、更长的手术时间、更大的创伤以及多个手术部位，给手术带来了更多的风险（图61）。

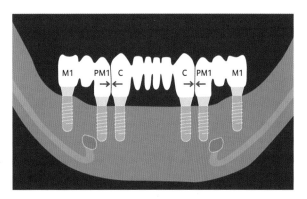

图61　同期植入多颗种植体通常被认为是高风险（摘自ITI口腔种植临床指南第4卷《牙种植学的负荷方案：牙列缺失的负荷方案》）。

表8 外科修正因素：外科复杂性

外科修正因素	风险或难易程度		
	低	中	
	局部因素		
外科复杂性			
种植时机	愈合后（延期种植）	部分愈合（早期种植）	即刻种植
移植程序	无须附加程序	同期小范围硬组织和/或软组织增量	需要同期大范围水平向和垂直向增量；需要分阶段的小范围硬组织和/或软组织增量
种植体数量	1颗	2~3颗	>3颗

大会讲座：Waldemar Daudt Polido Implant Number in the Edentulous Jaw: Practical Considerations for the Fixed Rehabilitation

第六次ITI共识研讨会论文：Waldemar Daudt Polido等（2017）Number of Implants Placed for Complete-Arch Fixed Prostheses

在全口无牙的情况下，可以选择倾斜种植体以避免更具创伤性的移植程序并减少修复体悬臂，从而改善种植体分布（Lin和Eckert，2018）。需要夹板固定的多颗种植体之间关系增加了治疗的复杂性（表8）。

3.7 修复风险

C. STILWELL, W. MARTIN

SAC分类包含了若干影响种植修复治疗难度和风险的修正因素。根据位点修复因素、咬合因素、过程复杂性和并发症因素的考虑可分为4组。

除了全面的口外、口内和特定部位的临床检查外，识别潜在的修复风险通常需要额外的检查。这些额外的检查可以采用模型或数字诊断性检查以及摄影和/或录像评估的形式。这些检查在ITI学院的学习模块"其他诊断性检查"中有所阐述（Vorster，2015）。

ITI学习模块：Christiaan Vorster Additional Diagnostic Investigations

3.7.1 位点的修复因素

对修复位点及其特征的评估旨在确定修复空间和轮廓是否存在任何修复问题。二者都会影响治疗的复杂性和并发症的风险。表9强调了这些位点修复因素，ITI学院在学习模块"特定部位的临床检查"中也提到了这些因素（Shahdad，2015）。

ITI学习模块：Shakeel Shahdad Site-Specific Clinical Examination

ITI口腔种植临床指南第4卷：Daniel Wismeijer、Paolo Casentini、German Gallucci和Matteo Chiapasco Loading Protocols in Implant Dentistry-Edentulous Patients

ITI口腔种植临床指南第10卷：Vivianne Chappuis和William Martin Implant Therapy in the Esthetic Zone: Current Treatment Modalities and Materials for Single-tooth Replacements

表9 修复因素

修复因素	风险或难易程度		
	低	中	高
	局部因素		
修复空间	充足。可容纳理想的修复结构	不佳。无须辅助治疗	不足。需要辅助治疗才能达到满意的效果
颌间距离	充足。可容纳解剖上和功能上正确的修复体	不佳。无须辅助治疗	不足。需要辅助治疗为修复体获得充足的空间
缺牙区牙槽嵴的体积与特征	充足。不需要修复体补偿软组织		不足。为了美观或语音，需要修复体补偿软组织

3.7.1.1 修复空间

修复空间是指整个修复体所需的3D空间。所需的空间取决于计划用于修复的材料（支架、饰面材料、人工牙等）和相关的种植体部件（基台、冠基底、附件、螺钉）（图62和图63）。对修复空间的描述可分为近远中、口颌面和颌间距离。当修复空间和一个理想解剖形态的修复空间相当，此时为低风险。

大于或小于理想空间，治疗难度会增加。如果修复空间在没有辅助治疗的情况下可以被纠正，则被认为是中风险。需要大量额外治疗纠正修复空间的病例则被归类为高风险。

3.7.1.2 颌间距离

不同文献对颌间距离有不同的定义。不同的学者会使用不同的参照点：①种植体平台到对颌咬合平面；②基台水平到对颌咬合平面；③计划修复体边缘到对颌咬合平面；④牙槽嵴到对颌咬合平面。为了防止潜在的并发症，在应用文献发表的颌间距离数值之前，弄清具体的参考标志点是很重要的，因为（当使用骨水平种植体时）选择参照点1和参照点4之间可能存在大约3mm的差异。

最小颌间距离的要求（参照点为牙槽嵴到对颌咬合平面）：
- 冠：7mm（图64）。
- 固定义齿：7mm（图64）。

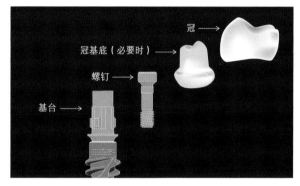

图62 单颗牙螺钉固位种植修复空间。

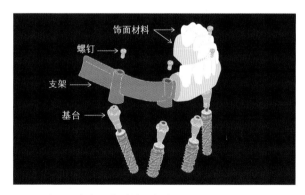

图63 全牙弓螺钉固位种植修复体空间。

- 覆盖义齿［独立的附件。例如，Locator、Novaloc（Straumann）］：8~11mm（图65）。
- 覆盖义齿（杆卡）：14mm（图66）。
- 混合修复体（人工牙、丙烯酸树脂和支架）：12~15mm（图67）。
- 混合修复体（整体氧化锆）：11~14mm（图68）。

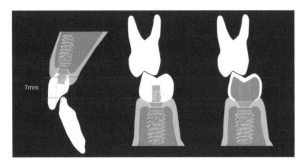

图64 最小颌间距离的要求：单冠（前牙、后牙）和固定修复体（FDP）。

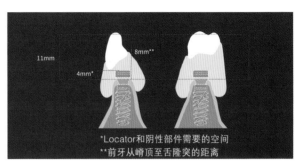

图65 最小颌间距离的要求：覆盖义齿（独立的附件。例如，Locator、Novaloc）。

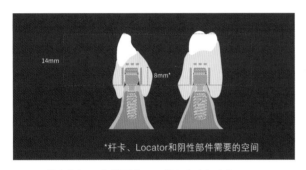

图66 最小颌间距离的要求：覆盖义齿（杆卡）。

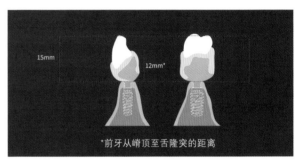

图67 最小颌间距离的要求：混合修复体（人工牙、丙烯酸树脂和支架）。

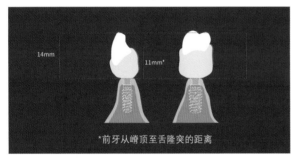

图68 最小颌间距离的要求：混合修复体（整体氧化锆）。

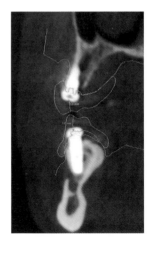

图69 覆盖义齿蜡型（白色线）的CBCT显示颌间修复间空间不足。

　　与修复空间相似，颌间距离是根据创造解剖上和功能上正确的修复能力来判断的，这是修复体美学和持久性的基础。如果这很容易实现，则为低风险；如果距离不佳，但无须辅助治疗即可解决，则为中风险。如果空间不足，且需要辅助治疗以获得足够的空间，则为高风险。

　　辅助治疗的例子包括：
- 正畸（对颌牙伸长）。
- 对颌牙修复。
- 手术干预（截骨或植骨）。
- 颌骨手术。

　　如果种植规划不当，颌间距离无法为计划的修复体提供足够的空间，则会发生严重并发症（图69）。在这种情况下，如果没有其他替代的修复方法，则要拔除种植体，然后创造空间。

3.7.1.3 缺牙区牙槽嵴的体积与特征

受牙齿缺失后尺寸变化的影响，缺牙区牙槽嵴的体积和轮廓可能对理想修复体解剖结构的创建构成或大或小的修复挑战（图70）。评估的重点为是否需要修复体补偿软组织或其他辅助治疗（例如，植骨）。如果没有必要，则认为这种情况被认为是低风险。如果牙槽嵴体积不足，需要辅助治疗，则被认为是高风险。

3.7.2 咬合因素

种植体和天然牙对咬合力的生物物理反应是不同的。天然牙通过牙周膜与周围的牙槽骨相连，而种植体则通过骨结合直接与骨接触。因此，天然牙的平均轴向位移为25～100μm，而种植牙的轴向位移仅为3～5μm（Kim等，2005；Schulte，1995）。这会影响种植体的移动能力和感觉反馈，并被证明会影响并发症的风险，主要是机械并发症（Salvi和Brägger，2009）。牙周膜的缺失会显著降低种植体分担负荷的能力、适应咬合的能力和感知机械的能力，因此调整和重新评估种植修复体的咬合至关重要的（Kim等，2005）。ITI学院在学习模块"种植固定修复中的咬合"中讨论了咬合的相关问题（Stilwell，2015）。

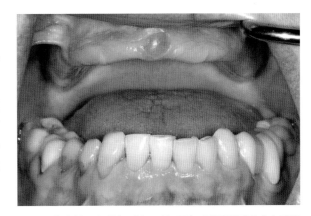

图70 萎缩的上颌骨与对颌天然牙列。需要增量手术实现种植体支持式修复。

ITI学习模块：Charlotte Stilwell Occlusion on Fixed Implant Prostheses

患者的咬合特点和种植体在咬合中的参与程度影响着种植修复的难度。副功能咬合伴随更大且不可预测的咬合力，将进一步增加风险。3种咬合因素的修正考量见表10。

表10 咬合因素

咬合因素	风险或难易程度		
	低	中	高
	局部因素		
咬合方案	可实现患者个性化的咬合方案		无法实现患者个性化的咬合方案
咬合参与	少或无		种植修复体参与引导
副功能咬合	无		有

3.7.2.1 咬合方案

患者的咬合方案以及种植修复体在该方案中参与的程度将影响种植修复的治疗难度。反过来，种植修复的治疗难度可能会影响最终修复体发生并发症的可能性。

患者的咬合方案有相当大的个体差异。在判断咬合稳定性时，可遵循以下标准进行初步评估。在静态咬合时必须获得双侧、均匀分布、居中的后牙咬合接触，在动态咬合时（侧向和前伸运动）不存在后牙干扰。如果正中位和习惯位之间存在滑动，则二者转换之间不应存在干扰（Kim等，2005；Wismeijer等，2012）。

如果患者个性化的方案已经存在和/或可实现，则被认为是低风险。如果患者个性化的方案无法实现，则将其评估为高风险。

3.7.2.2 咬合参与

咬合参与是指种植修复体参与患者咬合方案的程度。种植修复体通过前牙引导在动态咬合运动中受到保护，同时又不属于前牙引导的一部分，则种植修复的难度较小，被认为是低风险。相比之下，若作为引导的一部分，该种植修复则难度更大，因此被认为具有高风险。

3.7.2.3 副功能咬合

副功能咬合未被证实会对种植的留存造成危害，但它们可能会导致种植修复体出现更多并发症（例如，螺钉松动、基台或螺钉折裂以及饰面材料崩瓷等）（Salvi和Brägger，2009）。在这种情况下，无副功能咬合习惯被认为是低风险；而有副功能咬合习惯则会提高治疗难度，被认为是高风险。作为牙科因素的一部分，副功能咬合在ITI学院学习模块的"患者牙科因素"中有具体阐述（Shahdad，2015）。

 ITI学习模块：Shakeel Shahdad Patient Dental Factors

3.7.3 过程复杂性

种植手术或修复治疗的复杂性可以通过手术涉及的步骤数量和修复涉及的区域数量来评估。作为一个普遍的原则，所涉及的步骤和为获得满意结果而必须实现的目标数量越多，复杂性越高。

修复过程的复杂性受到几个不同因素的影响，包括张口度、过渡修复、种植体支持式临时修复、种植体数量和位置，以及负荷方案（表11）。

表11 过程复杂性

复杂性	风险或难易程度		
	低	中	
	局部因素		
张口度	充足		不足
过渡修复	不要求	牙支持式	软组织或过渡种植体支持
种植体支持式临时修复	不要求	要求，美学和/或功能要求不高	要求，美学和/或功能要求高
种植体数量和位置	单颗	2颗（不相连）	>2颗（不相连）或≥2颗（相连）
负荷方案	常规/早期		即刻

3.7.3.1 张口度

所有的牙科程序，外科和修复的治疗设备都要求患者有一定程度的张口度来到达治疗位点。例如，安装部件、印模制备和进行未来维护。患者的张口度、治疗部位的位置和特点都会影响治疗的复杂性。在这一因素的背景下，充足的张口度被认为是低风险，而入路不足则是高风险。

3.7.3.2 过渡修复

在种植治疗的愈合阶段，过渡修复的需求会增加治疗的难度。一个设计良好的过渡修复体应提供美观和功能，同时在愈合阶段保护组织和种植体（Markus，1999）。最成问题的通常是无牙颌，全牙弓过渡义齿会对骨移植物和/或正在愈合的种植体施加不受控制的负荷（黏膜负荷），增加早期失败的风险。在某些情况下（当解剖结构有利时），应考虑使用临时种植体来固位和支持过渡修复体。

总之，过渡修复体类型的选择应基于美学要求、功能要求、费用考虑、持续时间和制作的便利性（Cho等，2007）。

 ITI口腔种植临床指南第6卷：Julia-Gabriela Wittneben Matter和Hans-Peter Weber *Extended Edentulous Spaces in the Esthetic Zone*

3.7.3.3 种植体支持式临时修复

在种植体植入时或骨结合后，制作种植体支持式临时修复体可以帮助种植体周组织成形，预测最终修复体的轮廓，并提高患者满意度。2019年，在一项针对牙列缺损患者进行的研究中，Furze等报告了有无种植体支持式临时修复在36个月时美学效果（modPES）的显著差异。

对于全牙弓种植修复，种植体支持式固定临时修复可以提供几个好处：判断牙齿位置，测试美学和语音，帮助工作模型的验证和记录，同时提高患者满意度。更重要的是，种植体支持式临时修复体在必要时可以用作备份。

 ITI学习模块：William Martin *Implant Supported Provisional Restorations*

如果在种植体植入时（即刻）进行了种植体支持式临时修复，应注意不要影响种植体和缝线的稳定性，或污染黏膜下组织、骨移植物（如果使用）或种植体（如果存在水平向缺损）。这些情况通常与较高的风险或难度有关。

3.7.3.4 种植体数量和位置

修复的难易程度和风险与种植体数量、其在牙弓中的位置以及是否相互连接固定成正比。例如，单颗种植体具有最低的美学风险、良好的解剖结构和充足的治疗入路，则为低风险，而计划在美学区植入多颗种植体并进行连接修复时，则为高风险。

3.7.3.5 负荷方案

何时以及如何负荷种植体将对修复治疗的难易程度产生影响。在第四次ITI共识研讨会上，Weber等（2009）定义了种植体负荷的时机。有关这些定义的详细内容，请见第2.1章节。一般来说，从修复的角度来看，常规负荷（愈合时间>2个月）和早期负荷（愈合时间为1~2个月）可能比在种植体植入后1周内进行临时或最终修复的负荷（所谓的即刻负荷）更直接。即刻负荷方案是一个难度更高的技术程序，它需要外科医生、修复医生和技工室之间更多的协调合作，也因此证明了其增加的风险。

ITI学习模块：Diego Bechelli Immediate Restoration and Loading

大会讲座：German Gallucci Loading Protocols in the Digital Era-Part I：Single Implants and Extended Edentulous Sites

大会讲座：German Gallucci Loading Protocols in the Digital Era-Part II：Edentulous Jaws-Fixed and Overdenture

ITI口腔种植临床指南第2卷：Jeffrey Ganeles和Dean Morton Loading Protocols in Implant Dentistry-Partially Dentate Patients

ITI口腔种植临床指南第4卷：Daniel Wismeijer、Paolo Casentini、German Gallucci和Matteo Chiapasco Loading Protocols in Implant Dentistry-Edentulous Patients

3.7.4 并发症因素

任何程序都有使治疗效果复杂化或影响长期成功和稳定性的风险。清楚地了解戴牙后修复设计和维护将如何影响并发症的风险，对于获得长期成功至关重要。与最终修复的风险或难易程度相关的并发症因素可分为3种：生物学、机械/工艺和维护（表12）。

表12 并发症因素

复杂性	风险或难易程度		
	低	中	高
	局部因素		
生物学	螺钉固位、良好的轮廓和生物相容性材料	粘接固位的单冠、良好的轮廓和生物相容性材料	粘接固位的多单位重建或修复，轮廓无法进行维护程序
机械/工艺	无促进因素	存在非关键的促进因素	存在关键的促进因素
维护	低	中	高

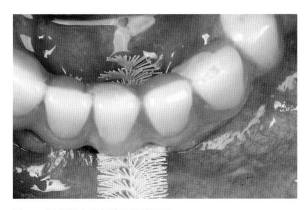

图71 下颌混合修复体的清洁通道。

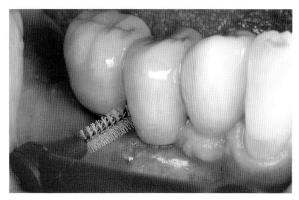

图72 种植体支持式FDP的清洁通道。

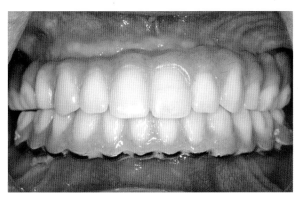

图73 盖嵴式设计的上颌和下颌混合修复体。

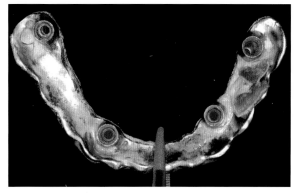

图74 下颌混合修复体凹型的组织面，导致无法良好清洁。

3.7.4.1 生物学

受种植体支持式修复体影响的生物学并发症并不少见。其风险可能与修复体的设计、咬合的处理以及患者进入种植体周黏膜进行清洁的能力有关（图71和图72）。想要将这些并发症的因素降到最低，始于精心的治疗计划、种植体的选择（表面、形状、尺寸和连接）以及"以修复为导向"的3D定位，以实现最佳的修复设计。

当种植体支持式修复体妨碍清洁，且无法卸下以进行维护程序时，发生并发症的风险较高（图73和图74）。

大会讲座：Dean Morton Prosthetic Planning and Design to Prevent Biologic Complications

大会讲座：Lisa J. A. Heitz-Mayfield Biologic and Technical Complications in Implant Dentistry

ITI口腔种植临床指南第8卷：Urs Brägger和Lisa J. A. Heitz-Mayfield Biological and Hardware Complications in Implant Dentistry

3.7.4.2 机械和工艺

机械或工艺并发症（二者合称为硬件并发症）的发生率约为生物学并发症的2倍。但是，当它们发生并且没有得到解决时，就会导致生物学并发症（通常更为严重），潜在地危害种植体。因此，机械风险和工艺风险在牙种植中起着重要作用。它们可能导致修理和重做的比率增加，耗费时间和花费，甚至可能影响患者的生活质量（Salvi和Brägger，2009）。2009年，在第四次ITI共识研讨会对文献的系统回顾中，Salvi和Brägger对机械风险和工艺风险的定义如下：

- 机械风险：由机械力引起的预制部件发生并发症或失败的风险。
- 工艺风险：技工室制作的上部结构或其材料发生并发症或失败的风险。

通过系统回顾，学者列出了与机械风险和工艺风险相关的10个影响因素：

1. 支持覆盖义齿的固位元件类型。
2. 固定修复体（FDP）的悬臂延伸。
3. FDP粘接vs螺钉固位。
4. 角度的/倾斜的基台。
5. 夜磨牙症。
6. 冠–种植体比例。
7. 上部结构的长度。
8. 修复体材料。
9. 支持FDP的种植体数量。
10. 机械/工艺并发症史。

在种植修复的诊断和规划阶段，应考虑这些风险因素，以尽量减少戴牙后的潜在并发症。

大会讲座：Hans-Peter Weber _Prosthetic Planning and Design to Prevent Technical Complications_

大会讲座：Hans-Peter Weber _Prosthetic Planning and Design to Prevent Hardware Complications_

ITI口腔种植临床指南第8卷：Urs Brägger和Lisa J. A. Heitz-Mayfield _Biological and Hardware Complications in Implant Dentistry_

3.7.4.3 维护

在规划种植修复时应评估修复维护的必要性，并在治疗阶段对患者进行强化。在维护阶段，有几个因素将影响治疗风险，包括患者依从性、修复体跨度、副功能咬合、固位、修复体设计、清洁通道和医生的偏好，这些都将对整体风险评估产生影响。一般来说，修复越复杂，对维护的需求更高。

大会讲座：John Hyun Uk Cho _Hardware Maintenance of Implant-supported Fixed Dental Prostheses_

第4章:

如何运用SAC评估工具进行分类?

A. DAWSON, S. KELLER

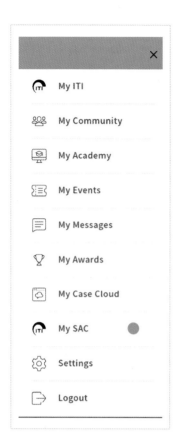

图1 SAC评估工具入口：www.iti.org。

4.1 引言

第3章中所列出的风险因素是通过共识确定的。各因素的重要性取决于对治疗效果的影响，或取决于该因素是否会增加某个病例的难度。因此，一些因素在进行风险界定时被认为更重要。

SAC评估工具是基于这些明确的风险因素所开发出来的。需要用户在每个风险因素中勾选最接近病例情况的选项（与病例类型相关），这些选项经过计算后便决定了病例的风险分类。

4.2 定义

风险因素：一切可能会导致不良治疗效果的因素，包括患者的病史、健康状态、拟进行的治疗。

群集（Cluster）：由与评估相关的单一群集因素构成。

组（Group）：构成评估的群集选项（例如，组成全身风险评估的群集）。

警报（Alert）：会阻碍进一步治疗的风险因素。一般来说，这些因素与成功的种植治疗相悖，或存在结果欠佳的风险，不能被医生和患者所接受。这些风险因素应在种植治疗开始之前被消除或得到显著缓解。

警告（Warning）：显著提高SAC等级的风险因素。这些因素会对复杂水平和风险水平产生不成比例的影响。

4.3 操作流程

SAC评估工具操作流程旨在模拟患者评估和治疗计划的常规流程。用户登录iti.org账户，在下拉菜单中选择"My SAC"，开始进行分类（图1）。

之后系统便会提示用户开始新的分类，并为其评估添加标签。所有SAC分类评估都将保存在用户的个人资料中以供将来参考，因此建议为病例设置唯一标识符。为了遵守隐私法，建议用户**不要使用患者的名字作为标签**。

在选择好病例类型（适应证）和治疗部位后，用户将选择是否希望进行总体分类（既有外科分类又有修复分类），还是选择部分分类（外科分类、修复分类、美学风险评估）。

最后通过一系列与当前病例类型最相关的风险因素选择题，将数据汇总后进行分类（图2）。

有些问题在评估中是通用的：数据只收集一次，但会在需要时用于评估中的适当部分。

4.3.1　全身风险评估（GRA）

既往史和临床评估将涵盖这部分分类过程中所涉及的大部分信息，数据主要包括3个方面内容（群集）：

- 患者全身健康史。
- 患者相关因素（例如，习惯与态度）。
- 位点相关特征（例如，位点的易操作性）。

4.3.2　美学风险评估（ERA）

ERA由病例类型和治疗部位决定。此分类过程中有4个选择：

1. Martin等开发的ERA（Martin等，2017）。该评估适用于美学区单颗牙缺失及小缺牙间隙的大多数病例。
2. 无牙颌美学风险评估（EERA）用于涉及连续多颗牙缺失和无牙颌病例的评估。
3. 当病例所涉及的美学影响极小时，可使用简化美学风险评估。所评估的内容为全身风险、修复风险及外科风险评估。
4. 如果病例不涉及美学问题，则不进行美学风险评估。

4.3.2.1　ERA

本评估为多因素构成的一个群集。其中一些因素在SAC分类的其他风险评估中也有涉及。而未涉及的因素则将在ERA特有因素群集中进行评估。

4.3.2.2　EERA

EERA旨在评估连续多颗牙缺失或无牙颌病例的美学风险。构成该评估的因素集可用于总体SAC分类，这些因素在第3.4章节中更详细地进行了讨论。

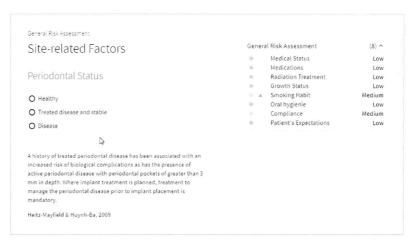

图2　通过一系列的选择题将数据输入。请注意，正在进行的选择计数同样会被显示。

4.3.3 外科风险评估（SRA）和外科分类

构成SRA的风险因素有5大类：

- 拟采用的手术方案。
- 拟治疗部位相关的解剖因素。
- 与邻牙相关的因素。
- 与近期拔牙后该部位剩余牙槽嵴解剖相关的因素（如适用）。
- 与外科复杂性相关的风险因素。

上述已在第3.6章节中详细讨论。这些风险因素的综合计算决定了外科分类。

4.3.4 修复风险评估（PRA）和修复分类

修复风险基于5大类：

- 修复因素。
- 美学因素。
- 咬合因素。
- 与修复过程复杂性相关的因素。
- 可能导致并发症的风险因素。

美学风险因素集包含了ERA的一部分内容。当需要完整的ERA时，其余因素将作为美学评估的一部分进行评估。无牙颌美学风险评估同样适用于美学评分（如适用）。可在第3.7章节中查阅对这些修复风险因素的详细讨论。

4.4 计算分类

每个风险因素都可能具有低、中、高风险值，这些级别的特征构成了该工具中各风险因素选择题的选项。

4.4.1 计算机制

每个可用选项均分配了复杂水平/风险水平和影响程度。复杂水平/风险水平为低、中、高，而影响程度则定为轻、中、重。除了对计算的影响，影响程度还用于在应用程序中发出警报。

对于每组风险因素，计算复杂水平/风险水平的加权平均值，并根据以下风险矩阵确定各因素

表1 用于计算群集评估的风险表格

影响程度[2]	复杂水平/风险水平[1]		
	低	中	高
轻	低	中	
中	中	中	
重			

[1] 加权平均值
[2] 该组风险因素中的最大影响程度

的总体风险（表1）。复杂水平/风险水平的权重在运行测试过程中确定（见第4.5章节）。

确定每组的风险后，便可利用分类中各组的风险水平确定外科和修复病例的总体分类。此外，GRA的结果也包含在了不同病例类型的评估中。在校准和共识阶段，很明显ERA需要从外科和修复的总体评估中排除。由于ERA的权重被认为过高，临床医生应单独考虑其对总体风险的影响。

可以说病例的风险水平应由组内呈现的最高风险来确定，但为了提供与先前工具一致的结果，在进行总体SAC分类评估时，每组因素被视为具有同等权重。如表2所示，各组因素的平均风险作为基线，风险水平逐级上升。

表2 超出特定级别所允许的最大组数将会导致风险水平上升

	中风险的最大组数	高风险的最大组数
简单	2	1
复杂	不适用	2
高度复杂	不适用	不适用

4.5 运行测试

SAC评估工具测试由经验丰富并熟悉SAC分类概念的临床医生进行，他们通过对照自己对真实病例的期望值来测试评估工具。有不同的运算方法可供选择（尽管测试者对于使用的实际方法并不知情），测试者需要选出可得到最符合他们所期望结果的方法，还需要选出他们所认为的适合本病例的修复分类和外科分类。经过多次重复测试，对运行方法进行微调，以确保新的分类评估工具可获得与先前评估工具相一致的结果。

4.6 结果展示

2009年版SAC评估工具提出了特定病例类型的标准分类，并强调了可能增加复杂性的其他修正因素。然而，该版本并未将分类具体到单个病例；这意味着如果这些额外的修正因素能明显增加风险，将得出更高等级的分类。这种评估方式仅可确定病例类型分类，用户必须自己决定额外的修正因素是否重要。新的工具（图3）不但可以进行病例的SAC分类，同时也将所有的相关风险因素纳入了其中。

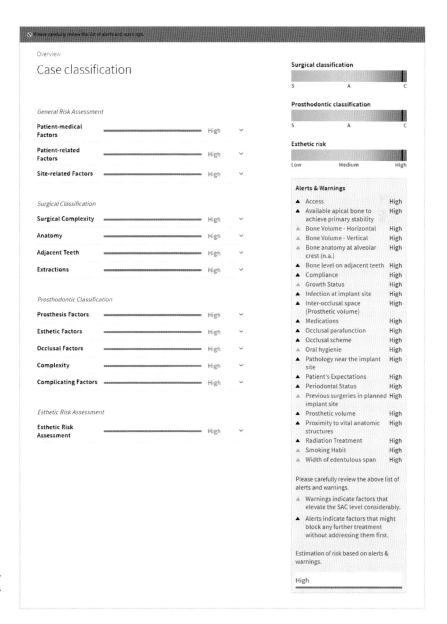

图3 结果界面显示了综合的外科分类和修复分类。基于影响程度得出的风险评估较高。

在线工具显示了外科、修复以及美学风险评分的评估结果（图3）。用户还可以通过每个群集的颜色编码以及扩展后的单个风险因素来评估各项风险因素的权重，绿色、黄色和红色分别表示低、中、高风险，此外结果界面上还会列出警报和警告。评估结果可展开显示每组因素所收集的详细信息。例如，本病例的ERA可展开显示相关信息（图4）。

在线工具还可以推荐与被评估病例可能相关的参考学习资料，通过点击相关链接进入ITI学院的学习模块、论文以及共识研讨会声明，以扩展与病例相关的问题，这些资料的某些内容对非ITI会员收费，而对于ITI会员和Fellow，所有资料全部免费。

去运用SAC评估工具可能是最好的实践证明，所以请登录www.iti.org进行使用。

Esthetic Risk Assessment	
Esthetic Risk Assessment	Medium ^
● Medical Status	High
● ▲ Smoking Habit	Medium
● Gingival display at full smile	High
● Width of edentulous span	Low
● Shape of tooth crowns	High
● Restorative status of neighboring teeth	High
● Gingival Phenotype	Medium
● Infection at implant site	Medium
● Soft tissue anatomy	High
● Bone level on adjacent teeth	Medium
● Thickness of buccal wall	Low
● Bone anatomy at alveolar crest (n.a.)	Medium
● ▲ Patient's Expectations	High

图4 ERA的详细内容：黑色和橙色风险图标代表中度或重度影响程度。

第5章:

SAC评估工具临床实例

W. MARTIN, A. DAWSON, W. D. POLIDO

5.1 引言

每位患者的口腔状况都是独一无二的，需要制订个性化的治疗方案。SAC分类的精髓是它能够在开始治疗之前根据患者所呈现的临床因素，对总体治疗风险和难度进行分类，其从修复和外科角度对患者进行评估的能力有助于临床医生和/或治疗团队制订全面的治疗方案，在某些情况下有助于确定提供治疗的合适的临床医生。此外，患者的SAC分类可以作为医患交流以及学术交流（学习沙龙、继续教育课程、网络研讨会、出版物、现场种植会议）的有效工具。

为了使这一分类系统更加简化、易于访问和在线应用，我们开发了交互式SAC评估工具（见第4章）。SAC评估工具允许用户回答与患者及其计划治疗相关的具体问题，然后生成总体评估并在ITI在线学院中提供针对该评估的可用学习资源。此外，SAC评估工具近期进行了重新设计，对可能负面影响治疗效果的关键和次关键临床因素进行了识别，同时优化了影响总体治疗难度判定的算法。

本章重点介绍由ITI Fellow供稿的一系列临床病例，展示了如何应用SAC评估工具进行评估和制订治疗计划，以及治疗过程和随访阶段的反馈。

5.2 单颗牙缺失间隙的种植修复：低美学风险区

5.2.1 下颌磨牙

M. ROCCUZZO

一位40岁男性患者，由其口腔全科医生转诊要求拔除下颌右侧第二磨牙，并于下颌右侧第一、第二磨牙位点共植入2颗种植体。患者全身健康状态良好，无特殊病史。

临床检查显示下颌右侧第一磨牙缺失，下颌右侧第二磨牙近中颊侧牙龈退缩（图1）。热诊结果显示下颌右侧第二磨牙仍有活力。影像学检查显示下颌右侧第二前磨牙远中至第二磨牙根尖存在明显的斜形骨缺损（图2）。

探诊可见下颌右侧第二磨牙近中存在9mm的牙周袋（图3）。根尖放射线片确认下颌右侧第二、第三磨牙根尖周无阴影，牙槽间隔骨水平正常（图4）。

有研究表明，深的牙周袋会导致牙齿脱落的风险增加，即便对于正在接受牙周支持治疗（SPT）的患者也不例外（Matuliene等，2008）。深牙周袋伴有深骨下袋的牙齿被归类为预后不确定（例如，需要综合治疗）或预后差，应尽早拔除（Kwok和Caton，2007）。

在临床实践中，预后系统不仅应基于牙周支持组织的量，还应基于局部因素及全身风险因素的评估（例如，菌斑和感染控制、吸烟习惯以及全身状态）。临床医生在宣布一颗牙齿"保留无望"之前应谨慎，因为有研究表明，即便是诸如附着丧失至根尖的牙周支持组织严重丧失的患牙，经过适

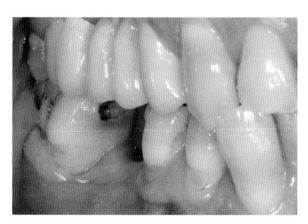

图1 治疗前侧面观。下颌右侧第一磨牙缺失，下颌右侧第二磨牙牙龈退缩。

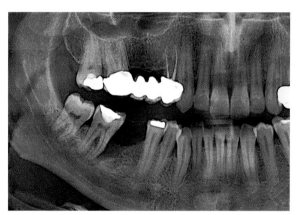

图2 曲面断层片显示较深的垂直牙周缺损直达下颌右侧第二磨牙近中。

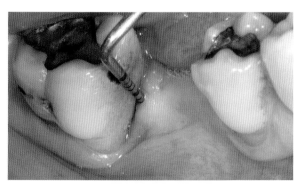

图3 探针显示下颌右侧第二磨牙近中牙周袋9mm。

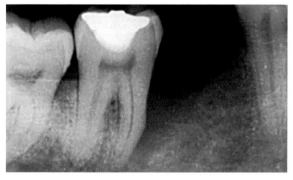

图4 根尖放射线片显示骨内缺损至下颌右侧第二磨牙近中根的根尖。

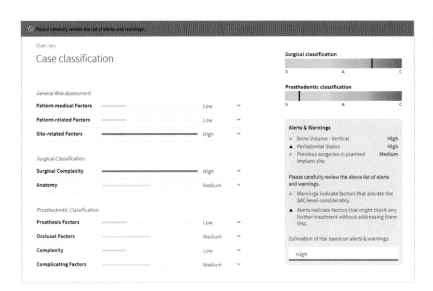

图5　总体治疗分类：外科分类=高度复杂；修复分类=简单。

当的牙周治疗和严格的SPT后仍可保留并维持健康（Cortellini等，2011）。此外，应告知有牙周炎病史的患者其发生种植体周疾病的风险更高，可能需要进一步的治疗以控制远期生物并发症的发生（Roccuzzo等，2012；Roccuzzo等，2014）。

基于这些考量，我们为患者制订了2种治疗方案：

1. 拔除下颌右侧第二磨牙，行引导骨组织再生术（GBR），植入2颗种植体。

   外科分类=复杂

2. 下颌右侧第一磨牙种植，下颌右侧第二磨牙引导组织再生术（GTR）。

   外科分类=高度复杂（图5）

告知患者2种治疗方案的优缺点，患者选择治疗方案2并签署知情同意书。

确保患者具有良好的依从性后进行手术（全口菌斑指数＜20%；全口出血指数＜20%）。牙周和种植体周骨再生的临床程序基于以下几点：①提高龈瓣/创口的稳定性；②改善初期创口关闭；③将术中及术后并发症降至最低。

翻瓣后使用刮匙及超声器械去除缺损处的肉芽组织。根面彻底刮治后使用24%乙二胺四乙酸（EDTA）凝胶（PrefGel，Straumann）处理2分钟以去除玷污层，之后用大量的无菌生理盐水冲洗（图6）。

在下颌右侧第一磨牙位点植入1颗软组织水平种植体（标准美学，4.8mm×10mm，Straumann，SLActive）。根据国际口腔种植学会（ITI）原则："种植体肩台的冠根向位置尽可能浅，必要时深"（Buser等，2004），这意味着种植体的植入位置在CEJ下方1mm。理想的植入位置使种植体的颊侧及远中存在开裂式骨缺损。种植体植入后，在预干燥的牙根面涂布釉原蛋白（Emdogain，Straumann）（图7），用自体骨覆盖种植体表面，随后覆盖去蛋白牛骨矿物质（DBBM；Bio-Oss，Geistlich）以完全充填骨缺损并重建理想的牙槽嵴轮廓（图8）。

修剪可吸收胶原膜（Bio-Gide，Geistlich），用5mm直径的环钻打孔后固定于种植体颈部以稳定下方移植物（图9）。

使用2mm高度的愈合基台固定胶原膜，并促进邻间区龈瓣的调整封闭（图10）。

使用Vicryl（Johnson & Johnson）缝线改良垂直褥式缝合，非埋入式愈合，2周后拆线（图11）。

术后6周，指导患者恢复常规的菌斑控制（图12）。

术后3个月，种植体和邻牙周围黏膜健康无炎症（图13）。根尖放射线片显示骨充填良好（图14），安装实心基台并加扭矩至35N·cm，进行临时修复（图15）。

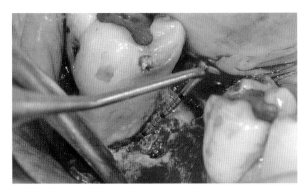

图6 翻开全厚瓣，暴露骨缺损处并进行彻底的根面刮治和根面平整。

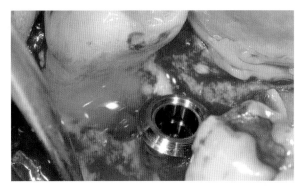

图7 种植体植入后，在牙根面涂布釉原蛋白（Emdogain，Straumann）以促进牙周组织再生。

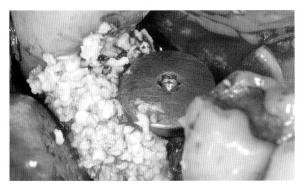

图8 应用自体骨和去蛋白牛骨矿物质（DBBM；Bio-Oss，Geistlich）修复骨缺损并重建理想的牙槽嵴轮廓。

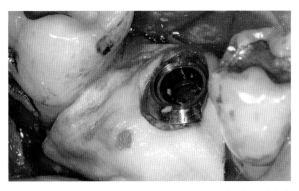

图9 修剪胶原膜（Bio-Gide，Geistlich），打孔以适应种植体肩台形态。

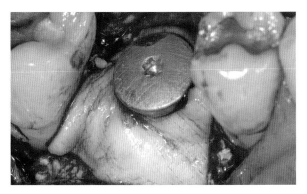

图10 使用2mm高度的愈合基台固定胶原膜。

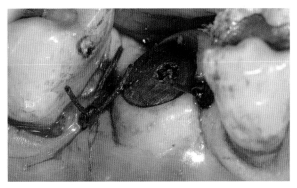

图11 采用改良垂直褥式缝合固定龈瓣。

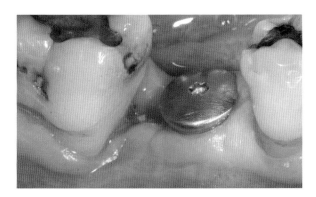

图12 术后6周口内观。

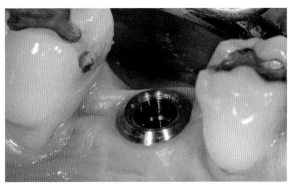

图13 术后3个月口内观。

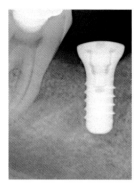

图14 根尖放射线片显示种植体位置理想，骨缺损充填良好。

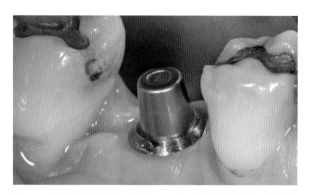

图15 种植术后3个月，安装4mm高度的实心基台，种植体肩台位于邻牙釉牙骨质界（CEJ）下方1mm。

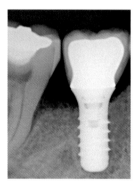

图16 牙冠粘接后的根尖放射线片。

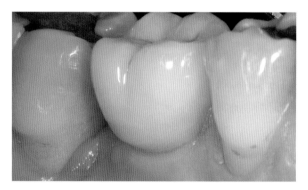

图17 最终戴入金属烤瓷冠，种植体周软组织健康。

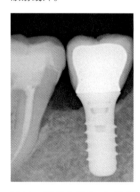

图18 种植体植入5年后的根尖放射线片显示种植体周骨水平稳定。

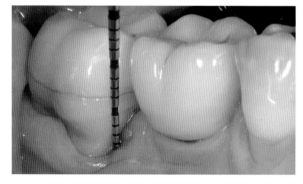

图19 术后5年临床检查显示极小的探诊深度和极少的牙龈退缩。

临时冠粘接2个月后，制作最终金属烤瓷冠并完成粘接固位，彻底清除残余粘接剂。根尖放射线片显示最终冠在种植体肩台上完全就位（图16），种植体周骨水平稳定（图17）。

将患者再次转诊回其口腔全科医生处，行下颌右侧第二磨牙冠修复及牙周支持治疗。最后一张临床图片拍摄于术后5年余，可见软组织轮廓稳定，无炎症以及病理性探诊深度。根尖放射线片显示邻间骨充填良好且稳定（图18和图19）。

治疗团队

外科和修复医生：Dr. Mario Roccuzzo

技师：Francesco Cataldi，MDT

5.2.2 下颌磨牙

L. GONZAGA

一位31岁女性患者，来诊要求修复下颌左侧第一磨牙。患者自述牙齿大约在1年前因根管治疗失败被拔除，拔牙窝未行植骨，无干扰愈合（图1）。患者希望选择种植修复以避免损伤邻牙或戴用可摘义齿。

回顾患者既往史，未发现影响常规手术和修复治疗的因素。无过敏史，除避孕药以外无其他用药史，否认吸烟史。临床检查显示拔牙位点愈合良好，颊侧轻微凹陷，角化黏膜充足（4mm），修复间隙充足（近远中间隙为10mm，咬合间隙为7mm）。然而，对颌牙的远中与下颌左侧第二磨牙有轻微接触，所以维持了正常的咬合平面。使用诊断T型尺（Straumann）确认了患者张口度可以满足导板、手机和钻针的使用（图2）。带有修复和种植体位置规划的下颌CBCT显示了可用骨量和到下牙槽神经（IAN）管的距离（图3）。请注意，要实现"以修复为导向"的种植规划，数字化排牙对于可用骨量及解剖的详细检查来说是必需的。

使用SAC评估工具评估治疗风险（图4）。美学风险评估方面，患者大笑时缺牙间隙不可见，且患者对治疗的期望值比较切合实际，故为低美学风险。外科风险因素考量为距离下牙槽神经较近以及牙槽嵴顶少量的水平向组织缺损。CBCT规划显示能够在牙槽骨内植入1颗直径4.8mm的种植体，同期修正颊侧轻微的缺损。由于修复空间充足、无口腔副功能且在骨结合阶段须行临时修复，因此修复风险因素较低。

治疗计划

结合临床检查和影像学检查，并参考循证文献以及数字化设计，制订的最终治疗计划为种植同期行颊侧软组织增量，早期负荷。通过数字化手段将表面部扫描数据和CBCT数据结合（3Shape Implant Studio）实施治疗计划。在同一软件中设计手术导板，并利用3D打印技术进行制作。

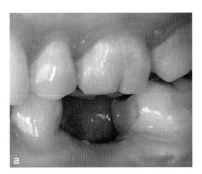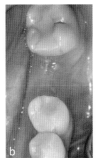

图1a，b　下颌左侧第一磨牙侧面观和殆面观。

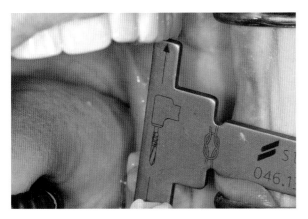

图2　使用诊断T型尺评估种植器械可用的最大张口度。

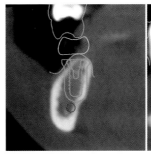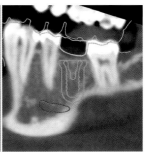

图3　冠状位和矢状位影像显示虚拟修复体和虚拟种植体位置，可见种植体的安全区域及其与骨量和下牙槽神经的位置关系。

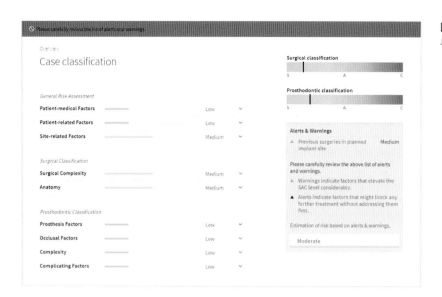

图4　总体治疗分类：外科分类=简单；修复分类=简单。

外科过程

　　术中使用含1：100000肾上腺素的2%利多卡因行下牙槽神经和舌神经阻滞麻醉。牙槽嵴顶切口延伸至邻牙龈沟，进行微创翻瓣。放置手术导板并确认就位。在手术导板引导下，根据产品手册逐级预备种植窝洞（图5），同期配合充分冲洗［生理盐水（0.9% NaCl）］，最终将种植窝洞预备至可植入1颗直径4.8mm的宽颈种植体（Straumann）（图6）。种植体植入后，在颊侧轻度缺损处植入软组织替代物（Fibro-Gide，Geistlich）（图7），安装愈合基台，使用5-0尼龙线缝合后半埋入式愈合（图8）。

修复过程

　　经过8周的无干扰愈合，旋下愈合基台，通过临床检查和影像学检查确认骨结合，使用共振频率分析（Osstell）评估种植体稳定性。采用口内扫描（Trios，3-Shape）记录种植位点（带扫描杆）和周围黏膜组织，制作最终修复体（图9）。最终修复计划为螺钉固位的钛基底（Variobase，Straumann）粘接（体外）氧化锆全冠。

　　戴牙时通过临床检查和影像学检查确认邻接、就位和咬合（图10）。基台螺钉加扭矩至35N·cm（参考产品手册），使用PTFE（Teflon，Chemours）封闭螺钉通道并用光固

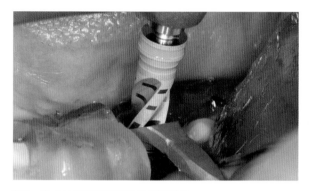

图5　手术导板引导下的种植窝洞预备。

化复合树脂封闭螺钉通道（图11），调殆。预约每6个月复查并进行持续的口腔卫生维护。

反思

　　尽管治疗过程简单，但基于笔者的治疗方法进行反思可以探讨一些外科和修复的考量因素。3D支撑型胶原基质的应用刚刚兴起，仍需要更多长期的结果证实其适应证。还有一种解决颊侧轻度缺损的方法是使用吸收缓慢的骨代用品进行轮廓移植。考虑到种植学科的发展趋势，另一种修复选择是在种植体植入即刻对患者进行扫描，制作最终修复体，负荷前进行骨结合风险确认。

治疗团队
外科和修复医生：Dr. Luiz Gonzaga
技师：Glynn Watts，Advantage Dental Design

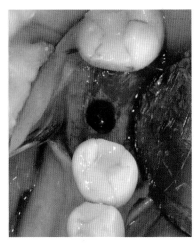

图6 下颌左侧第一磨牙位点最终完成的种植窝洞预备。

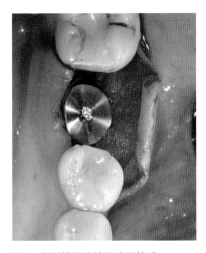

图7 颊侧缺损处放置胶原基质。

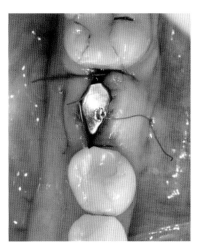

图8 半潜入式愈合的最终种植体植入位置。

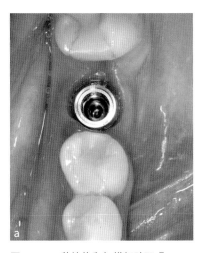

图9a，b 种植体和扫描杆𬌗面观。

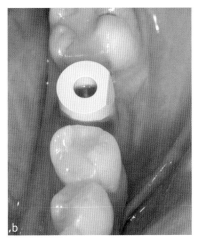

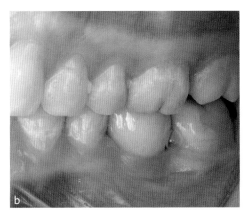

图10 根尖放射线片显示修复体完全就位。

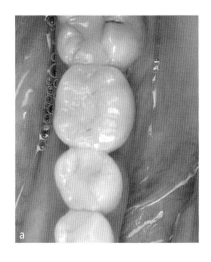

图11a，b 下颌左侧第一磨牙修复完成后的𬌗面观及侧面观。

5.3 单颗牙缺失间隙的种植修复：高美学风险区

5.3.1 上颌中切牙

L. GONZAGA, W. MARTIN

一位60岁女性患者，主诉上颌右侧中切牙无法修复，寻求可用的治疗方案（图1）。她曾于牙体牙髓科医生处就诊，患牙被诊断为牙根纵裂。为了恢复功能和美观，这颗牙经历了很长时间的治疗，包括2次根管治疗和1次根尖手术。据患者描述，牙齿颊侧曾出现过瘘管，但现在症状已消失。此次就诊，患者希望选择种植修复以避免损伤邻牙或戴用可摘义齿。

回顾患者既往史，未发现影响常规手术及修复治疗的因素。患者自述无过敏史，除服用复合维生素和保健品外无其他用药。否认任何形式

的吸烟史。临床检查显示上颌右侧中切牙为烤瓷冠修复，轻微松动。牙周探诊深度在唇侧中部为6mm，其他位点正常（1～3mm）。牙齿无感染、无急性炎症。局部CBCT显示中切牙牙根与上颌骨的轴向厚度关系，可见唇侧骨缺损及慢性根尖周病变（图2）。

使用SAC评估工具评估治疗风险，主要包括美学、外科和修复风险因素（图3）。美学风险评估方面，患者大笑时为高位笑线，修复空间充足，牙龈生物型为高弧线形/薄龈，软组织完整。CBCT显示唇侧骨壁厚度＜1mm，邻面接触点到牙槽嵴的高度为5.5mm。患者对治疗的期望值切合实际。外科风险因素考量为上颌右侧中切牙拔牙后的骨增量（拔牙窝或水平向）需求。其他需要考量的因素为牙齿位于美学重要区、拔牙即刻种植缺乏初始稳定性的潜在风险。由于修复空间充足以及无口腔副功能，其修复风险因素是有利的。其主要的修复风险因素与拔牙后愈合期的临

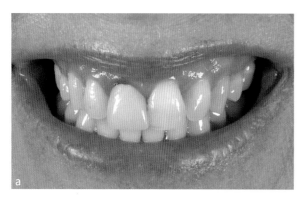
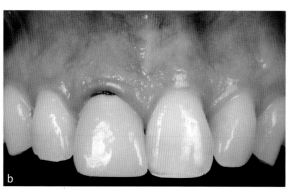

图2 上颌右侧中切牙局部CBCT。

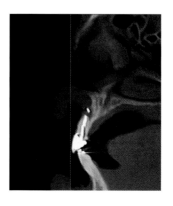

图1a，b 上颌右侧中切牙大笑观及唇面观。

图3 总体治疗分类：美学风险=高；外科分类=复杂到高度复杂；修复分类=复杂。

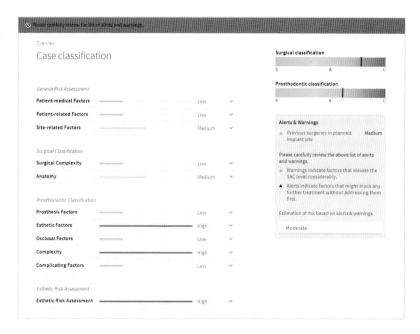

时可摘义齿有关。与患者讨论种植治疗计划（种植体植入和负荷时机、骨增量的必要性、修复类型以及治疗时机）。

治疗计划

结合临床检查和影像学检查，并参考循证文献，制订的最终治疗计划为拔除上颌右侧中切牙，行牙槽嵴保存术。

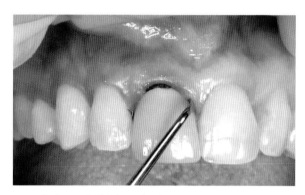

图4 拔除上颌右侧中切牙过程中使用牙周膜切割刀。

外科过程

术中使用含1∶100000肾上腺素的2%利多卡因行神经阻滞麻醉，微创不翻瓣拔除上颌右侧中切牙（图4），使用刮匙去除根尖病变，之后使用金刚砂球钻反转清理拔牙窝（图5）。牙槽窝内植入同种异体皮松质骨颗粒和胶原膜进行增量手术（图6）。为患者制作丙烯酸树脂压膜临时修复体，注意调整临时修复体为凹面轮廓以避免对位点施加过度压力。

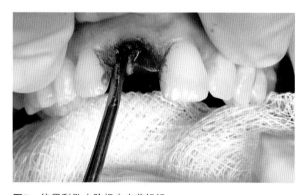

图5 使用刮匙去除根尖肉芽组织。

扫描左侧二维码观看拔牙及随后的牙槽嵴保存术 highlight video

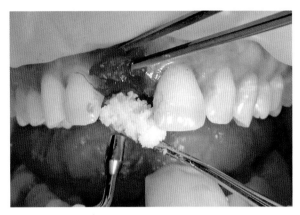

图6 拔牙窝植入同种异体皮松质骨颗粒。

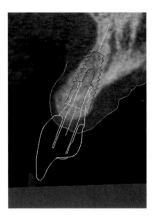

图7 "以修复为导向"的上颌右侧中切牙位点种植修复数字化设计。

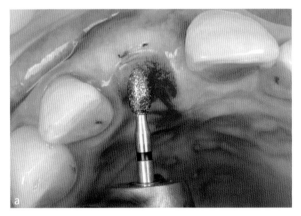
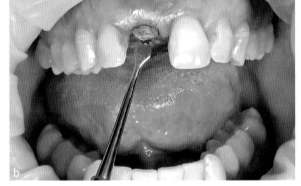

图8a，b 使用改良卷瓣技术提供上颌右侧中切牙种植窝洞预备入路。

拔牙位点保存术后6个月，将口内扫描（Trios）数据和CBCT（coDiagnostiX，Straumann）数据整合进行治疗规划（图7），设计手术导板，并使用3D SLA打印技术加工制作。术中使用改良卷瓣技术进行微创翻瓣，同时起到了增加唇侧组织厚度的效果（Abrams，1980）（图8）。根据产品手册，在全程导板引导下预备种植窝洞并植入1颗锥形种植体（BLT 4.1mm×10mm，Straumann）。临床和Beacon（Osstell）评估种植体稳定系数（ISQ）为79/79，确定种植体初始稳定性良好，进行螺钉固位的即刻临时修复，仔细进行调𬌗以避免最大牙尖交错位和超过功能运动范围过程中的咬合接触（图9）。

扫描左侧二维码观看种植和修复过程 highlight video

修复过程

经过8周的无干扰愈合，取下临时修复体，通过临床检查、ISQ测量和影像学评估确认骨结合。依据Patras和Martin在2016年描述的方法将种植体位置和穿龈轮廓进行个性化转移，制取终印模（图10）。最终修复体为螺钉固位的钛基底（Variobase RC）粘接全瓷冠（图11），该二硅酸锂冠在口外通过多联种植树脂粘接剂（Ivoclar Vivadent）粘接到钛基底。确认好邻接及穿龈组

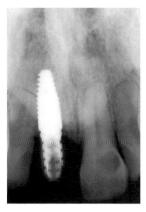
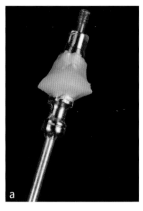

图9 上颌右侧中切牙种植术后的根尖放射线片。

图10a，b 口外、口内个性化印模转移。

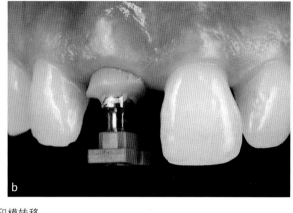

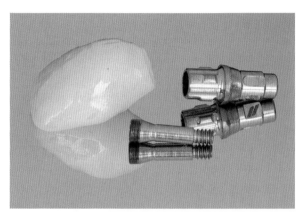

图11 二硅酸锂牙冠和钛基底。

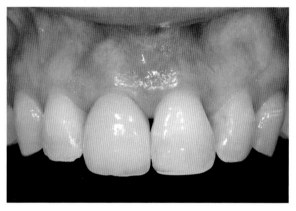

图12 安装上颌右侧中切牙种植修复冠。

织支持后，通过放射线片确认基台/种植体就位。基台螺钉加扭矩至35N·cm（参照产品说明），使用聚四氟乙烯膜（Teflon膜）和光固化复合树脂封闭螺钉通道（图12）。上颌左侧中切牙远中面直接使用复合树脂修复，以改善中切牙的穿龈轮廓和对称性。确认咬合，为患者预约12周后的复查。

在12周随访时，建议患者每6个月进行1次口腔卫生维护。图13展示了患者2年的随访评估，可见软硬组织美学效果良好，根尖放射线片显示邻间骨支持良好。

对治疗过程和结果的反思

该治疗过程历时9个月。因术前评估为高美学风险，我们选择了保守的治疗方式。另一种可

行的治疗方案是常规拔牙、早期种植同期植骨。我们对这种方案的顾虑是，由于存在硬组织缺损，无法将种植体植入理想的位置并获得初始稳定性，最终只能单独植骨，从而会导致手术次数的增加。对于种植体的选择考量，我们可以选择使用直径3.3mm的种植体，以保证更多的周围基底骨。但考虑种植体的大小，需要将种植体植入得更深一些，以获得理想的中切牙穿龈轮廓。每种方案各有明显的优缺点。

治疗团队
外科医生：Dr. Luiz Gonzaga
修复医生：Dr. William C. Martin
技师：Glynn Watts，Advantage Dental Design

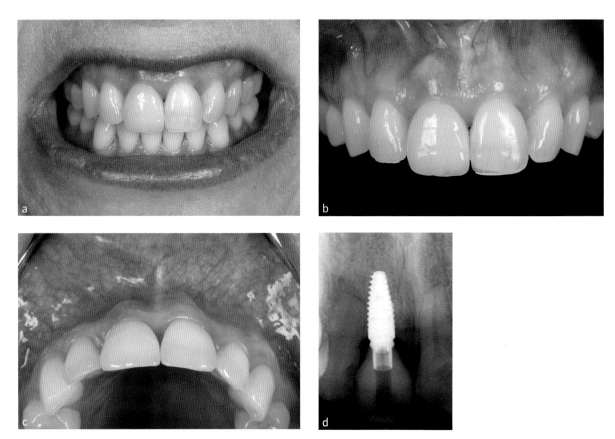

图13a~d 上颌右侧中切牙种植修复后2年随访。

5.3.2 上颌侧切牙

A. TREVIÑO SANTOS

一位29岁健康男性患者，上颌右侧侧切牙先天缺失，佩戴可摘义齿（图1）。先天性牙齿缺失是最常见的牙齿发育异常疾病，具有临床挑战性，其中上颌侧切牙先天缺失发生率约为2%，双侧大于单侧，女性患病率略高于男性。该情况会导致牙齿不对称并影响颜面美观，尤其是会影响到笑容。患者主诉为不舒服以及美观问题。

回顾患者既往史，未发现影响常规手术和修复治疗的因素。与上颌右侧侧切牙美学风险评估相关的临床检查显示软组织健康，颊侧骨板较薄，牙槽嵴顶存在水平向骨缺损（图2和图3）。

治疗计划

CBCT显示上颌右侧侧切牙颊舌向及近远中向可用骨量不足（图4）。因此，我们选择了Straumann的小直径（2.9mm）种植体。此种选择解决了在小间隙中获得美学效果的需求，优化了特定的解剖情况，实现了初始稳定性，减少了GBR程序，同时简化了种植过程（图5）。

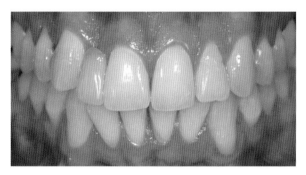

图1 上颌右侧侧切牙佩戴可摘义齿正面观。

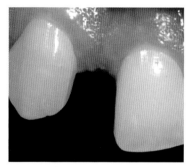

图2 先天缺失的上颌右侧侧切牙正面观，近远中间隙为4.2mm。

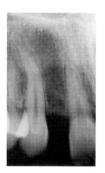

图3 初诊时的根尖放射线片。

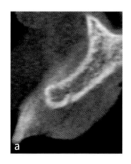

图4a，b 初诊CBCT检查（颊舌向及近远中向）。

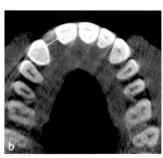

图5 总体治疗分类：美学风险=中；外科分类=复杂；修复分类=复杂。

外科过程

为避免在美学区形成瘢痕，行龈缘切口及远中减张切口，翻开黏骨膜瓣（图6a）。根据Straumann 2.9mm直径工作流程预备种植窝洞，针形定导钻（图6b），先锋钻（图6c），方向杆（图6d），成型钻（图6e），最终将种植体植入理想位置。由于修复部件为椭圆形，需要将携带器的标记点正对唇侧以确认正确的种植体方向（图6f）。

唇侧骨板完整（图7a），但为了保证长期效果仍需GBR。于唇侧骨板放置异种材料，覆盖双层胶原膜以避免牙龈退缩（图7b）。软组织管理是获得美学效果的关键，安装椭圆形愈合基台以利于黏膜愈合期间的软组织塑形（图7c）。种植体愈合3个月后行临时修复。

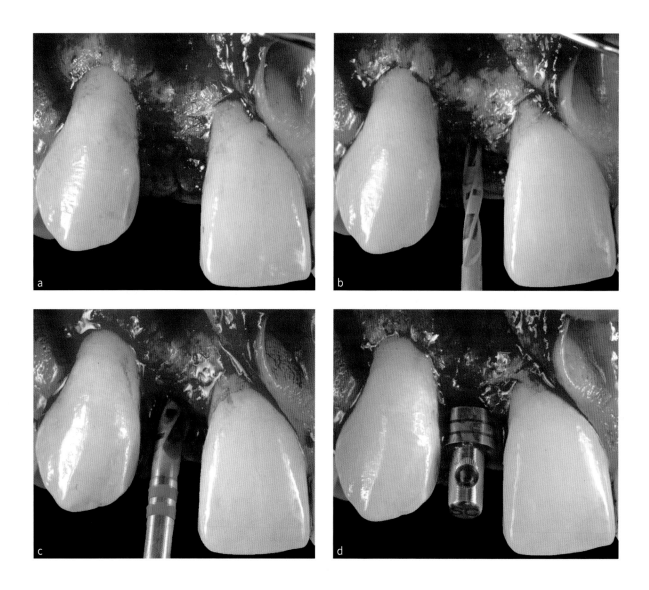

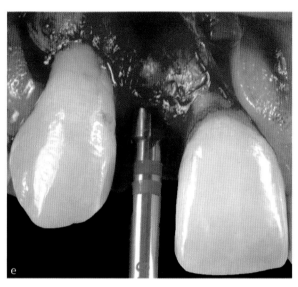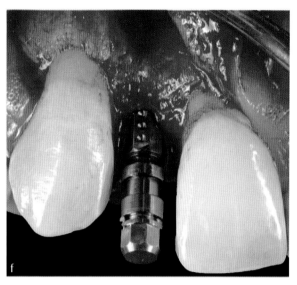

图6a~f 这种小直径种植体根部为锥形，体部带切割能力，材质为具备优秀机械强度的Roxolid（Straumann），表面处理为愈合潜力极佳的SLActive表面，具备解决间隙问题、牙槽嵴狭窄以及可用骨量不足所需的全部必要特性（BLT 2.9mm×10mm小十字锁合）。

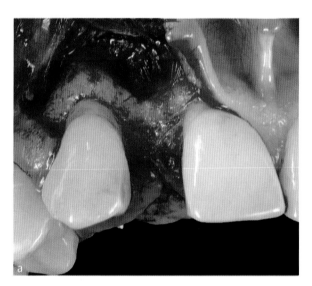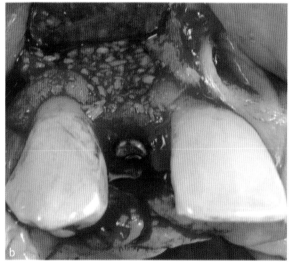

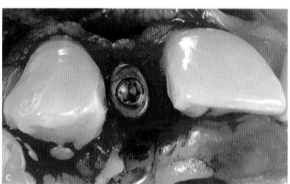

图7a~c BLT直径2.9mm的种植体适用于邻间隙狭窄和牙槽嵴缺损的病例。对于唇舌向缺损，需要使用异种骨和双层可吸收胶原膜进行骨增量。安装2mm高度的愈合螺钉，复位龈瓣，无张力缝合关闭创口。

修复过程

　　3个月后，利用椭圆形临时基台安装临时修复体，临时基台的长径颊舌向放置，以便软组织在穿黏膜愈合过程中获得美学穿龈轮廓（图8）。

　　使用加聚型硅橡胶通过个性化印模技术复制临时修复体的穿龈轮廓，并进行比色（图9）。

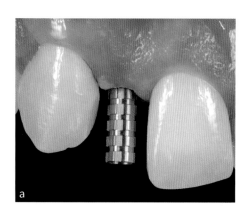
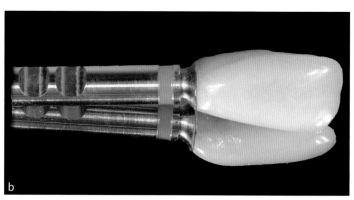
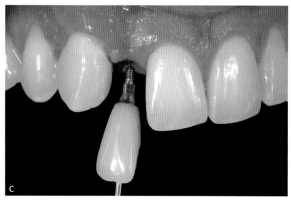
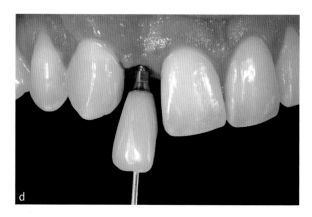
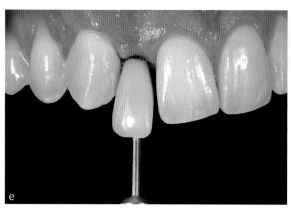
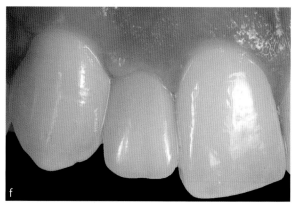

图8a～f　众所周知，前牙区种植面临巨大挑战。获得美学效果的关键在于成功的软组织管理；BLT直径2.9mm的种植体全新修复部件具有独特的椭圆形设计和连续的穿龈轮廓，可应对美学挑战。这使临床医生很容易创造周围软组织充足的空间，以达到满意的美学修复效果。

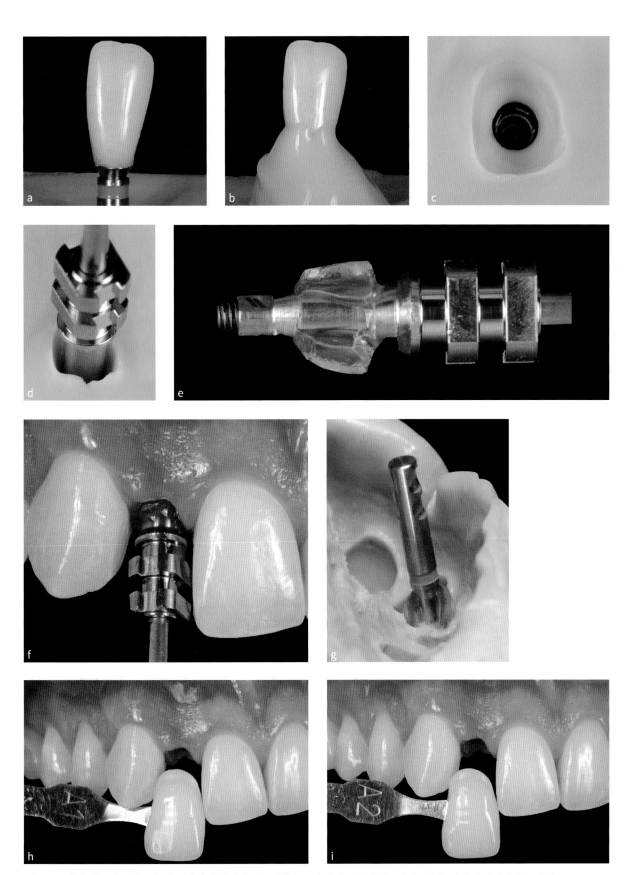

图9a ~ i　复制临时修复体，连接处和穿龈轮廓为椭圆形设计，个性化印模转移，制取印模，种植体代型转移，比色。

制作最终氧化锆冠，于口外粘接于钛基底［小十字锁合（SC）Variobase］（图10）。

SC Variobase为修复选择提供了最大的设计自由度，这归功于其专利设计的四方齿槽接口结构，使牙冠可以准确就位并旋转锁合，界面无喷砂。这些设计简化了操作流程，从而节省了宝贵的时间（图11）。

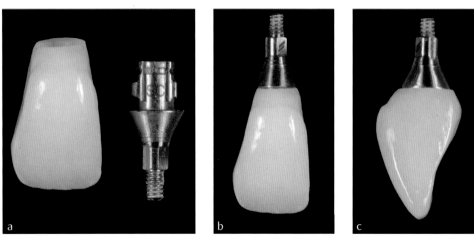

图10a ~ c　SC Variobase基台颊舌向观为圆柱形肩台，近远中向观为椭圆形肩台，可以更好地适应狭窄的缺牙间隙。

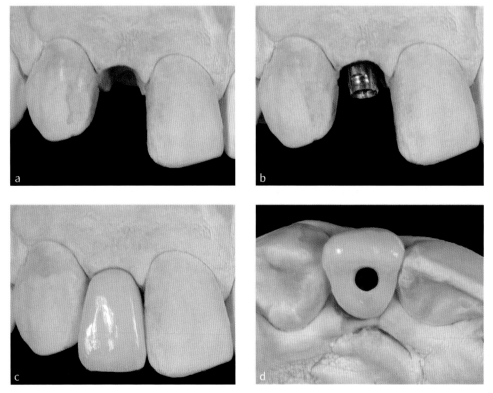

图11a ~ d　工作模型的正面观和𬌗面观。技师制作粘接–螺钉固位修复体，注意螺钉通道中无粘接剂。

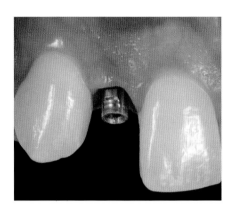

图12　SC Variobase基台正面观。

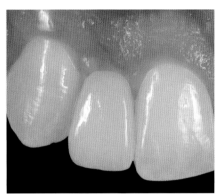

图13　最终螺钉固位氧化锆冠正面观。

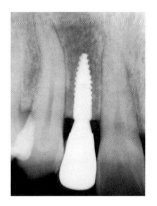

图14　随访根尖放射线片。

安装粘接-螺钉固位修复体（图12和图13）。图14显示6个月随访的根尖放射线片。

结论

螺钉和粘接结构之间的被动就位张力对比显示，允许的微间隙必须在50～150mm之间，以避免微动。

部件的被动调节越好，传导至种植体周组织的应力就越小。

文献报道的单个预成（螺钉固位）部件的微张力值平均为2517mε（张力测试），而粘接-螺钉修复的平均值为844mε。故得出结论，粘接-螺钉固位修复体对种植体的应力比一段式螺钉固位的修复体小得多。

治疗团队

外科医生：Alejandro Treviño，Brenda Papadopulos

修复医生：Alejandro Treviño Santos

技师：Thomas Graber，Estudio de Porcelana Suizo

5.4 拔牙窝即刻种植：单根牙

5.4.1 上颌中切牙

W. MARTIN, L. GONZAGA

一位60岁女性患者，主诉中切牙无法修复，来诊寻求治疗方案。曾于牙体牙髓科医生处就诊，诊断为牙根纵折。患牙曾进行根管治疗并直接进行了复合树脂修复，在使用过程中折裂（图1）。患者希望选择种植修复以避免损伤邻牙或戴用可摘义齿。

回顾患者既往史，未发现影响常规手术和修复治疗的因素。患者自述无过敏史，无服药史。否认吸烟史，但曾吸食四氢大麻酚类产品。临床检查显示上颌右侧中切牙近中腭侧冠折，向龈下延伸至牙根纵折处，牙齿无松动、急性或慢性炎症等。局部CBCT显示邻牙牙槽间隔、唇侧骨壁厚度以及牙根轴向与上颌骨轴向的关系（图2）。

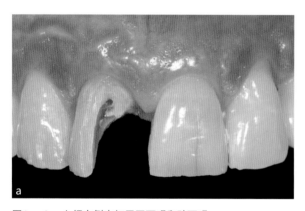
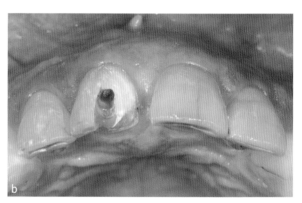

图1a，b 上颌右侧中切牙正面观和殆面观。

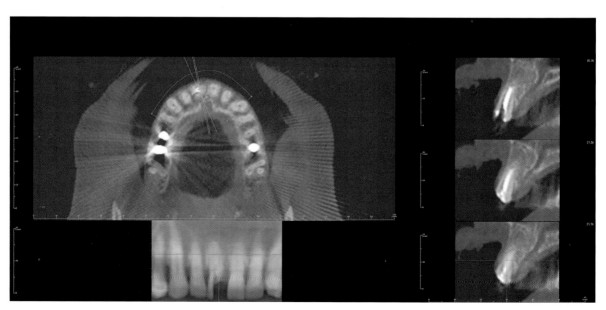

图2 上颌右侧中切牙轴向、冠状位、矢状位CBCT。注意牵拉上唇以评估软组织厚度。

图3 总体治疗分类：美学风险=中；外科分类=高度复杂；修复分类=复杂。

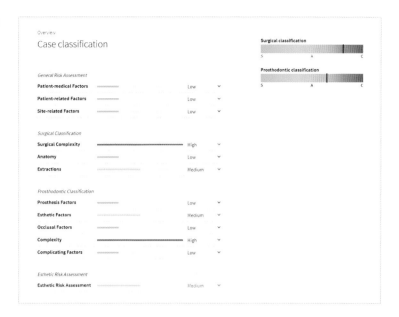

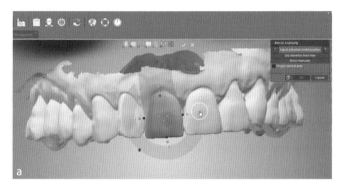

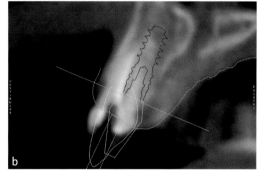

图4a，b 上颌右侧中切牙数字化排牙，即刻种植设计。

使用SAC评估工具评估治疗风险，总体治疗风险主要包括美学、外科和修复风险因素（图3）。美学风险评估方面，患者大笑时为中位笑线，修复空间充足。牙龈生物型为中弧线形/中厚龈，软组织完整。CBCT显示唇侧骨壁较薄（＜1mm），邻面牙槽嵴至接触点的高度为5.5mm。患者对治疗的期望值切合实际。外科风险因素考量为上颌右侧中切牙拔牙后的骨增量（拔牙窝或水平向）需求、治疗区位于美学重要区以及即刻种植的潜在需求。由于修复空间充足以及无口腔副功能，其修复风险因素是有利的。其主要的修复风险与即刻修复需求有关。与患者讨论种植修复治疗计划（种植体植入和负荷时机、骨增量的必要性、修复类型以及治疗时机）。

治疗计划

结合临床检查和影像学检查，并参考循证文献，制订的最终治疗计划为即刻种植，即刻临时修复或使用个性化愈合基台（视种植体初始稳定性）。根据Gallucci等（2018），本病例被归类为1A型种植。

将口内扫描数据与CBCT数据（coDiagnostiX Dental Wings Care Visual）结合，制订数字化治疗方案。在导板设计和制作之前，完成数字化排牙并导入种植体规划软件，实现"以修复为导向"的种植体位置设计（图4）。使用3D打印技术制作数字化导板，并用聚甲基丙烯酸甲酯（PMMA）树脂块切削制作临时修复体和个性化愈合基台。两种设计都适用于钛基底预成基台（Variobase）。

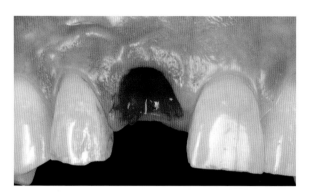

图5　上颌右侧中切牙拔牙窝。

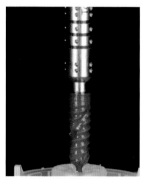

图6　带有携带器的Strau-mann BLX种植体。

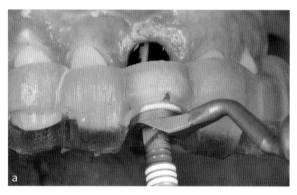

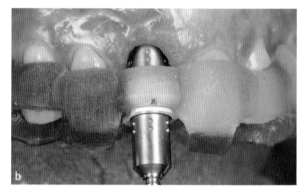

图7a，b　通过全程引导预备种植窝洞，并在导板引导下植入种植体。

外科过程

　　术中使用含1：100000肾上腺素的2%利多卡因行神经阻滞麻醉，并用含1：200000肾上腺素的0.5%丁哌卡因增强麻醉。神经阻滞麻醉用于减少局部浸润麻醉可能导致的组织移位和手术导板不完全就位。从近中、远中和腭侧使用牙周膜切割刀微创拔除上颌右侧中切牙，拔牙后探查拔牙窝骨壁，并确认手术导板完全就位。骨壁完整，导板完全就位（图5）。

　　选择具有自攻性大螺纹设计的种植体（BLX 3.75mm×12mm SLActive，Straumann）最大限度保证初始稳定性，以利于即刻修复（图6）。根据产品手册中的疏松骨质方案预备种植窝洞。根据建议的转速，冷却冲洗下逐级备洞，术中不

断确认导板和引导组件（手柄和钻针）完全就位（图7a）。带引导作用的种植体携带器刻有标记点，以保证种植体4个方向（近远中、颊舌向、冠根向和内部连接点）上的完全精准植入（图7b）。

　　种植体植入并确认最终位置后，取下导板并评估种植体初始稳定性，以确认是否可进行即刻负荷。确认种植体稳定性的方法有两种：①共振频率分析（RFA），其ISQ为72（Osstell Beacon）；②最终植入扭矩45N·cm（图8）。

扫描左侧二维码观看手术及即刻负荷 highlight video

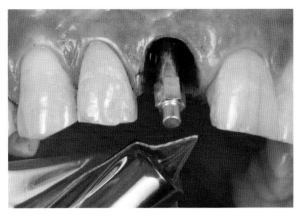

图8 对上颌右侧中切牙种植体进行共振频率分析。

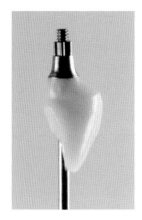

图9 在Variobase RB基台上制作的PMMA临时冠。

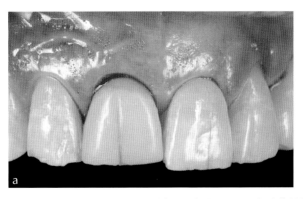

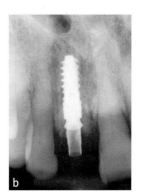

图10a，b 上颌右侧中切牙即刻临时修复的正面观和根尖放射线片。

即刻临时修复过程

确认种植体稳定性后，将预成基台（Variobase RB）手动旋紧于种植体。将PMMA切削冠放置在基台上确认正确的轴向、三维位置、邻接和完全就位，之后通过流动树脂在口外将基台和临时冠进行粘接（图9）。

在安装临时修复体之前，利用双区植骨技术（Chu等，2012）在水平向骨缺损间隙（HDD）植入异种骨代用品（Bio-Oss）。临时修复体就位后采用螺钉固位并加扭矩至15N·cm，拍摄根尖放射线片确认修复体完全就位，调𬌗以避免所有方向的咬合接触。使用聚四氟乙烯膜（Teflon膜）和临时树脂材料（Telio，Ivoclar Vivadent）封闭螺钉通道（图10）。嘱患者

服用阿莫西林（500mg/8小时）7天，布洛芬（600mg/8小时）3天，使用0.12%葡萄糖酸氯己定漱口（2次/天）15天。

最终修复过程

种植体植入10周后，取下临时修复体并使用RFA测量种植体稳定性（ISQ 78）。使用口内扫描仪（Trios）制取数字化印模并转移临时修复体轮廓（图11）。

在制作最终修复体的过程中，决定使用角度基台（AS Variobase RB）来增加修复体切1/3的厚度，从而改善美学效果。修复体选用的材料为二氧化锆，唇面回切饰瓷（图12）。患者复诊行最终修复。取下临时修复体，冲洗，确认修

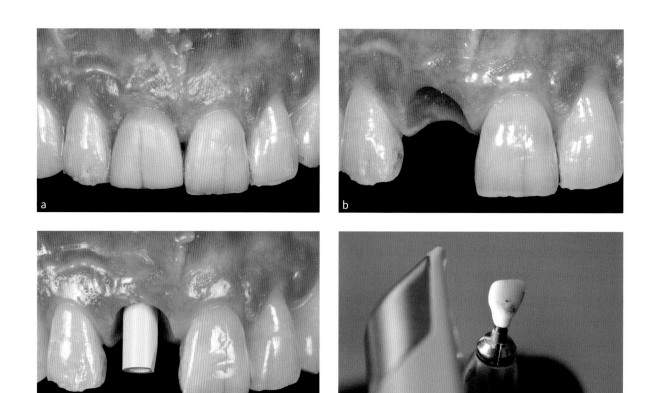

图11a~d 上颌右侧中切牙种植体愈合10周，穿龈轮廓，安装扫描杆，使用口内扫描仪对临时修复体进行椅旁扫描。

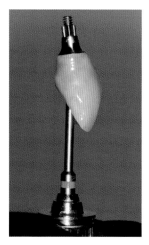

图12 螺钉固位最终修复体。

复体就位后，基台螺钉加扭矩至35N·cm。使用Teflon和复合树脂封闭螺钉通道，调𬌗，抛光。

1年后患者复诊，通过临床检查和影像学检查确认软组织轮廓、种植体健康、美学和咬合情况（图13）。

对治疗过程和结果的反思

根据临床评估，该患者适合进行即刻种植即刻修复。事后来看，如果重新选择，会认真考虑在手术时放置结缔组织移植物以增厚软组织。应用口内扫描的数字化流程简化了治疗程序，并加速了即刻临时修复体的制作。当使用了数字化

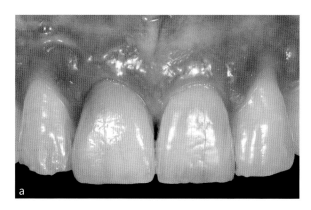
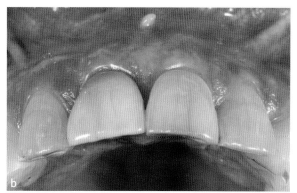
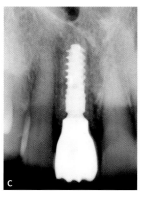
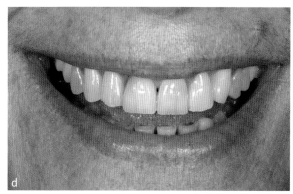

图13a～d　1年时上颌右侧中切牙种植修复体的正面观、𬌗面观、根尖放射线片和微笑观。

新技术，PMMA切削块在颜色和透明度上存在美学局限性。该患者可以接受临时修复体的颜色，但对于高美学需求的患者，则需要使用传统的PMMA或Bis-GMA材料进行回切或重塑。在最终修复时使用Variobase AS基台可大幅度改善美学效果，它允许技师最大限度地增加瓷层以和邻牙相匹配。

治疗团队

外科医生：Dr. Luiz Gonzaga

修复医生：Dr. William C. Martin

技师：Alexander Wuensche，Zahn-technique Inc.

5.4.2　上颌前磨牙

L. GONZAGA

　　一位58岁男性患者，来诊要求更换折裂、无法修复的上颌右侧第二前磨牙。既往史无常规牙科和外科手术禁忌证。患者自述不吸烟，偶尔饮酒，未发现过敏史，近期服用以下药物：雷米普利2.5mg，辛伐他汀20mg，每天服用阿司匹林（81mg）。临床检查和影像学检查显示上颌右侧第二前磨牙大面积龋坏，无法修复，上颌右侧第一磨牙修复体需要更换（图1）。患者希望选择种植修复以避免损伤邻牙或戴用局部固定义齿。

　　口外检查无明显异常，大笑时不露齿。上颌右侧第二前磨牙牙周角化黏膜充足（3mm），前磨牙修复空间理想（近远中间隙为7mm，咬合间隙为7mm）。邻牙（上颌右侧第一磨牙）需全冠修复以替换破损的金属冠和折裂的牙尖。计划上颌右侧第一磨牙的治疗在种植体植入后进行，以避免手术导板无法就位。带有修复和种植位点设计的上颌CBCT显示可用骨量和到上颌窦的距离（图2）。

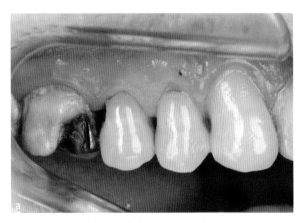
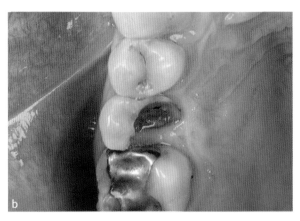

图1a，b　上颌右侧第二前磨牙侧面观和殆面观。

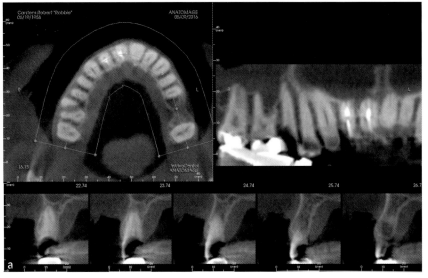
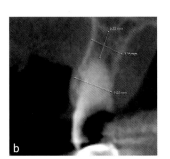

图2a，b　曲面断层片显示周围骨量，包括颊舌向宽度以及可满足良好初始稳定性的根方到牙槽窝骨量。

图3 总体治疗分类：外科分类=复杂；修复分类=简单。

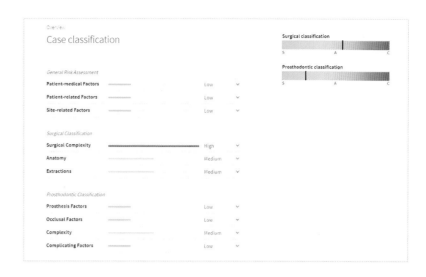

使用SAC评估工具评估治疗风险（图3）。美学风险评估方面，患者大笑时缺牙间隙不可见，且患者对治疗的期望值切合实际，故为低美学风险。外科风险因素为距离上颌窦及邻牙牙根较近，另外在即刻种植的情况下需要注意跳跃间隙。CBCT设计证实了可在拔牙窝内植入直径4.1mm的锥形种植体，并同期纠正颊侧轻度骨缺损。由于美学风险低、常规负荷以及良好的修复因素，故修复风险因素为低风险。

治疗计划

结合临床检查和影像学检查，并参考循证文献，治疗计划为即刻种植同期对颊侧骨缺损进行骨增量，常规负荷（1C型；Gallucci等，2018）。利用口内扫描和CBCT数据（coDiagnostiX）设计数字化治疗方案。设计并利用3D SLA打印技术制作手术导板。

外科过程

术中使用含1∶100000肾上腺素的2%利多卡因行神经阻滞麻醉。手术过程为使用牙周膜切割刀微创拔除上颌右侧第二前磨牙，搔刮并用生理盐水清理拔牙窝。放置手术导板并确认完全就位。依据产品手册在大量生理盐水冲洗下逐级备洞，最终窝洞预备至可植入1颗直径4.1mm的常规十字锁合（RC）BLT种植体。种植体植入后，旋入高度0.5mm的覆盖螺钉，颊侧骨缺损处植入皮松质异体移植物（LifeNet Health），顶部覆盖胶原海绵并用5-0可吸收缝线缝合（8字缝合）（图4）。

修复过程

经过10周的无干扰愈合，通过简单的嵴顶切口行二期手术（图5）。通过扭矩测试和共振频

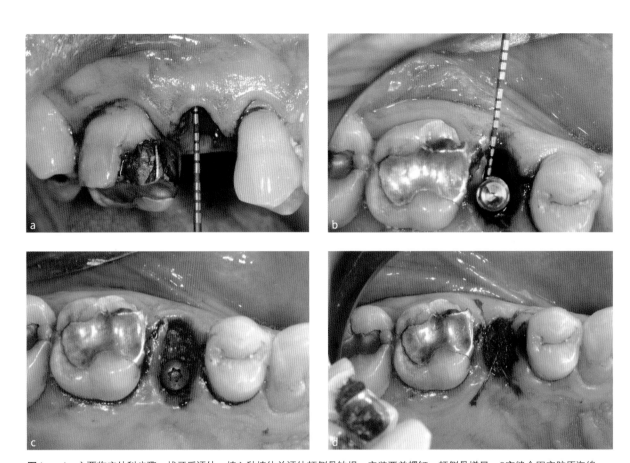

图4a~d 主要临床外科步骤：拔牙后评估，植入种植体并评估颊侧骨缺损；安装覆盖螺钉，颊侧骨增量；8字缝合固定胶原海绵。

率分析（Osstell Beacon）确认骨结合。加聚型硅橡胶取模，间接法制作临时修复体。临时修复的目的除了测试咬合、防止取模和最终戴牙周期内发生牙齿移位之外，还可通过过渡区提供理想的支撑和穿龈轮廓。

最终修复设计为螺钉固位，并使用带有饰瓷的可铸基台（RC骨水平金基底）。

戴牙时，先通过临床检查和影像学检查确认理想的邻接关系、种植体周软组织支持以及修复体完全就位，之后基台螺钉加扭矩至35N·cm（参照产品手册），螺钉通道用Teflon膜充填并用光固化复合树脂封闭（图6）。调𬌗并抛光。为患者预约每6个月复诊并进行定期口腔卫生维护（图7）。

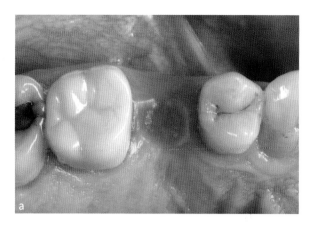
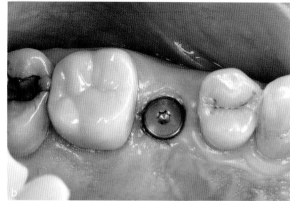
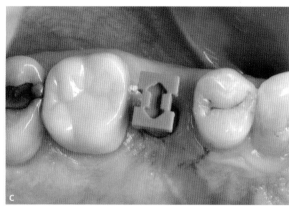
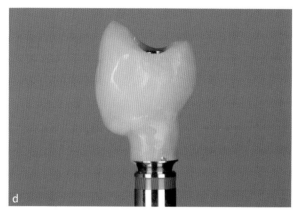
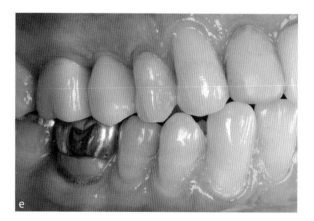

图5a~e 主要临床修复步骤：（a）种植体植入后10周。（b）二期手术安放愈合基台。（c）闭口式印模。（d）螺钉固位的临时修复体。（e）安装上颌右侧第二前磨牙临时修复体。

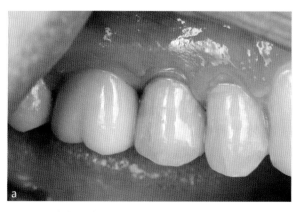
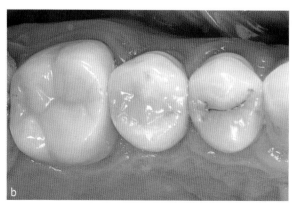

图6a，b 螺钉固位的最终修复体颊面观和𬌗面观。

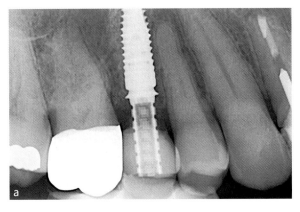 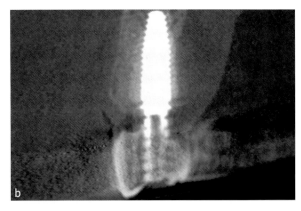

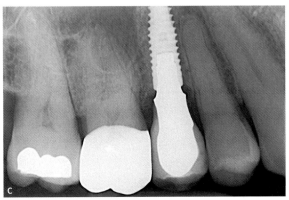 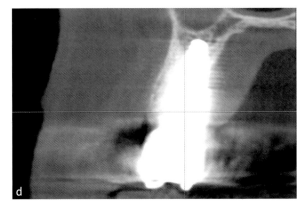

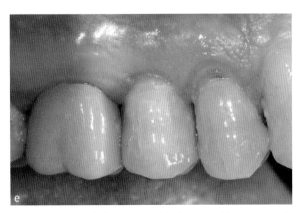

图7a~e （a）负荷时的根尖放射线片（10周）。（b）负荷时的CBCT（10周）。（c）戴牙3年后的根尖放射线片。（d）戴牙3年后的CBCT。（e）上颌右侧第二前磨牙戴牙3年后的颊面观。

反思

　　本次治疗获得了较好的预后，而且由于采用即刻种植减少了治疗次数。进行反思时，我们也可以通过使用个性化愈合基台，行一段式愈合，为穿龈区提供理想的支持。从修复角度看，该治疗采用了数字化流程，其中包括口内扫描、椅旁或技师切削的钛基底以及螺钉固位的全瓷修复。

治疗团队

外科和修复医生：Dr. Luiz Gonzaga

技师：Glynn Watts，Advantage Dental Design

5.5 拔牙窝即刻种植：多根牙

5.5.1 上颌第一磨牙

P. CASENTINI

一位32岁男性患者，经转诊要求治疗最近折裂的上颌第一磨牙。该牙齿曾接受过牙体牙髓治疗并直接进行了复合树脂修复。患者自述该区域仅有轻微不适，无急性症状，修复采用种植修复替换折裂的牙齿。患者无药物服用史，不吸烟，全身健康状态良好。

临床检查和影像学检查

口内检查显示上颌右侧第一磨牙存在明显的折裂，从近中颊侧跨过整个牙面直到腭侧中部。腭侧可见肿胀以及牙周探诊深度的增加。根尖放射线片可见部分折裂线（图1）。

确认牙齿预后不良后，立即拍摄CBCT检查，以获取牙根和周围骨解剖的完整信息。CBCT显示牙根分散并具有良好的牙根间隔，允许即刻种植；根尖无明显透射影像（图2）。

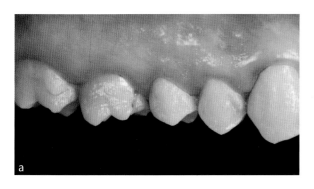
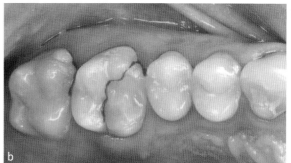
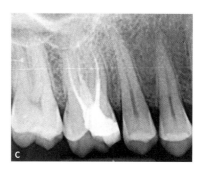

图1a～c 上颌右侧第一磨牙颊面观、殆面观和根尖放射线片。

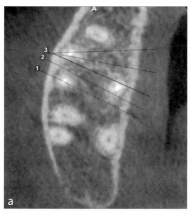
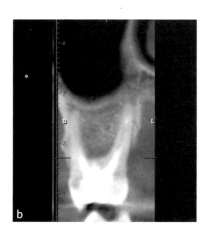
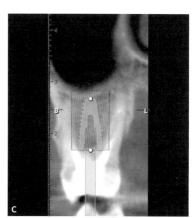

图2a～c 折裂磨牙的局部CBCT。

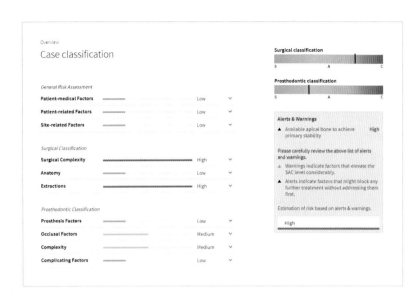

图3 总体治疗分类：外科分类=复杂到高度复杂；修复分类=简单到复杂。

治疗风险概述

使用SAC评估工具评估治疗风险，包括美学、外科和修复风险因素（图3）。美学风险评估方面，因治疗部位在患者大笑时仅部分可见，故为低风险。患者期望值合理。主要的外科风险因素包括较低的上颌窦底、多根牙的微创拔除、初始稳定性的需求以及复杂解剖条件下"以修复为导向"的种植体位置。最后要考虑同期植骨以管理跳跃间隙。本病例的修复风险因素不明显，其修复空间充足、咬合正常、无须即刻负荷或临时修复。

治疗计划

结合临床检查和影像学检查，提出以下治疗方案：

- 拔除折裂的上颌磨牙。
- 在牙根间隔区即刻种植，同期进行骨增量以充填种植体与拔牙窝之间的间隙。
- 使用个性化愈合基台封闭拔牙窝并提供即刻软组织支撑。
- 完成种植体骨结合和软组织愈合后进行最终冠修复。

患者同意治疗方案，并签署书面知情同意书。

外科过程

在局部麻醉下进行拔牙和种植手术。使用钨钢车针对牙齿进行初步分离，去除牙冠后分离牙根并拔除。使用薄的牙周膜切割刀和剥离器进行微创拔牙，避免了对拔牙窝骨壁和牙根间隔的任何破坏。牙齿完全拔除后，确认牙根间隔的完整性，逐级预备种植窝洞。选择具有自攻性设计的种植体［BLX 5mm×10mm 宽颈（WB）］以获得良好的初始稳定性，选择种植体表面为亲水（SLActive）以缩短复杂解剖条件下的骨愈合时间。"以修复为导向"在拔牙窝中央植入种植体（图4）。

种植体植入后，在种植体和周围拔牙窝骨壁之间的间隙内充填具有骨引导性的异种DBBM胶原骨块碎屑（Bio-Oss Collagen）。对骨移植材料轻微施加压力进行塑形以适合缺损区（图5）。与DBBM颗粒相比，这种材料的优势体现在其稳定性以及不受出血影响而保持在原位的能力。

种植体植入后，使用个性化愈合基台封闭拔牙窝并保护下方的骨移植材料（图6）。个性化愈合基台通过使用流动复合树脂加衬到临时钛基台上实现。Teflon膜隔离术区与复合树脂。用Teflon膜和流动复合树脂封闭螺钉通道。不进行缝合。

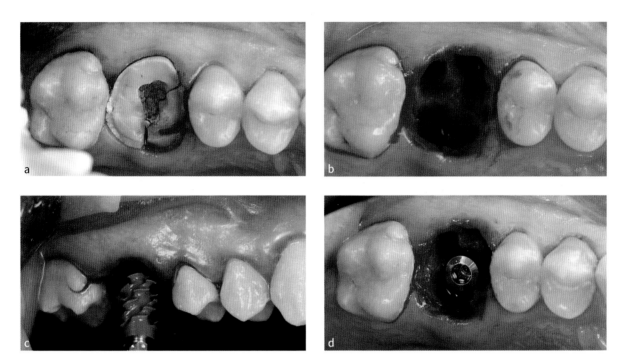

图4a ~ d 拔牙前后殆面观，植入BLX 5mm×10mm种植体。

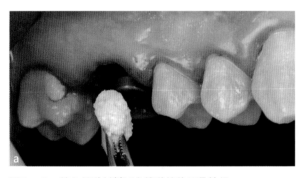
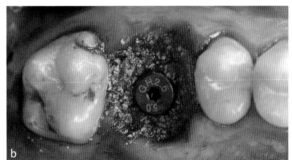

图5a，b 植入异种材料以充填种植体周骨缺损。

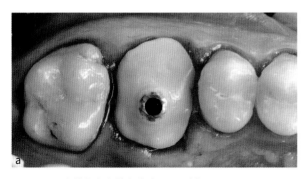
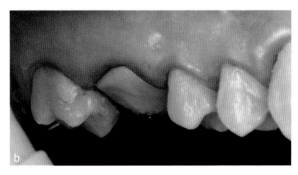

图6a，b 个性化愈合基台的殆面观及侧面观。

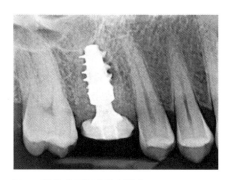

图7　种植术后根尖放射线片。

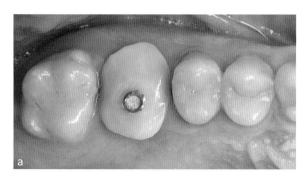
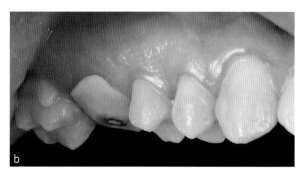

图8a，b　愈合1个月后的骀面观及侧面观。

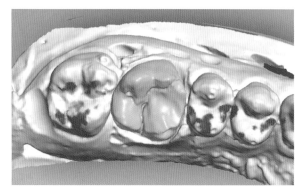

图9　扫描拟拔除牙齿的原始体积和形状。

拍摄根尖放射线片检查确认种植体位于上颌窦底下方的正确位置，种植体周缺损处完全充填（图7）。

术后用药指导包括抗生素6天（阿莫西林+克拉维酸1g，每12小时1次），0.2%氯己定漱口2周，每12小时服用1次600mg的布洛芬以缓解疼痛。嘱患者2周内术区避免刷牙。

2周复查时，无并发症，患者无明显症状。软组织无炎症。

患者每个月复查（图8），3个月后进行修复。

修复过程

拔牙前取初模制作模型，口内扫描获取拟拔牙齿的原始体积和形状（图9）。

使用聚醚（Impregum，3M）制取种植体水平的开窗印模，将比色信息传递到技工室。

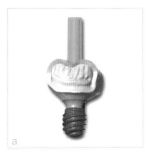 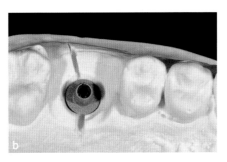 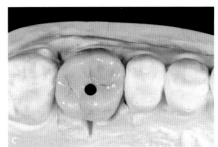

图10a~c CAD/CAM设计的牙冠，选择钛基台，螺钉固位的修复体殆面观。

牙科技师使用CAD/CAM软件（CARES，Straumann），选择钛基台（Variobase），设计螺钉固位的最终修复体（图10）。材料选择二氧化锆，唇侧回切以进行饰瓷。

在技工室内，钛基台进行喷砂处理，然后通过自聚合粘接剂将氧化锆全瓷冠进行粘接。

安装最终修复体并进行随访

在最终修复体安装之前，用1%氯己定凝胶对种植体内部进行消毒。

在患者确认好修复体的美学外形后，螺钉固位牙冠并加扭矩至35N·cm。拍摄根尖放射线片确认牙冠精确就位。

随后，使用Teflon膜和流动复合树脂封闭螺钉通道。对患者进行详细的口腔卫生指导，特别强调使用牙线。

1年随访检查显示种植体支持式牙冠和周围组织有着良好的整合，患者微笑展现了良好的美学效果（图11）。患者对治疗效果非常满意。

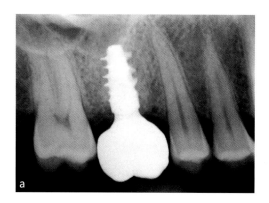
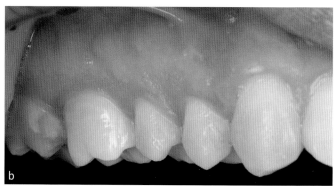
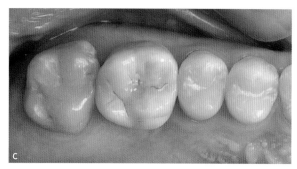
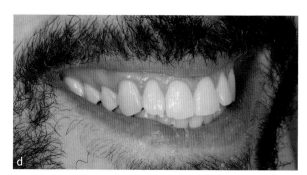

图11a ~ d 1年随访的影像学检查和临床检查以及面相照。

讨论

拔牙后即刻种植是一种具有循证支持的治疗程序，在疗程和维持组织的原始轮廓方面具有优势。然而，磨牙位点的种植可能存在风险。该位点的复杂解剖代表了一个并发症因素，即刻种植并不完全适用；但如果局部解剖条件良好，可考虑即刻种植。

本病例中，种植同期联合了骨增量和个性化愈合基台的应用。

此方案有以下优势：
- 可缩短治疗周期。
- 通过个性化愈合基台即刻封闭拔牙窝，保护了下方的移植材料并为周围的软组织提供了即刻支撑。
- 可维持局部软组织结构，为最终修复体的生物学整合创造了最佳条件。

最后，软组织轮廓的维持以及修复体的原始体积和形态复制均通过扫描初始模型获得，使最终修复体得到最优制作。

治疗团队
外科和修复医生：Dr. Paolo Casentini
技师：Alessandro Giacometti

5.6 小缺牙间隙的种植修复：低美学风险区

5.6.1 相邻的上颌前磨牙

S. CHEN, A. DICKINSON

引言和初步评估

一位55岁女性患者，经转诊要求通过种植修复治疗上颌右侧第二前磨牙。患牙曾进行过牙体牙髓治疗，并进行了PFM桩冠修复。牙冠和基桩已经脱落，剩余的牙体组织不足以支持再次行冠修复。患者有轻度哮喘，正在使用控制剂，患有骨质减少症。身体其他方面都很健康。

上颌右侧后牙区的临床检查显示（图1）：

* 上颌右侧第二前磨牙的牙根在位。剩余牙体组织有继发龋，无法再次进行冠修复。
* 上颌右侧第一前磨牙已行牙体牙髓治疗并进行了PFM桩冠修复。修复体的近远中边缘不密合。根尖放射线片显示透射影。
* 上颌右侧第一磨牙可见大面积银汞充填材料，存在边缘渗漏。远中牙周袋探诊深度5mm，远中根分叉可见早期病变。
* 上颌右侧第二磨牙已行牙体牙髓治疗并进行了PFM桩冠修复，近中可见继发龋，远中存在8mm深的牙周袋。

* 患者微笑时可见上颌前磨牙区，但并不露龈。

在临床检查和影像学检查之后，与患者进行了初步讨论。确认上颌右侧第二前磨牙修复预后较差。还指出了影响第一前磨牙的继发龋以及第一磨牙的银汞充填材料缺陷。此外，第二磨牙的修复、牙髓和牙周预后不确切。基于以上问题，建议患者在确定最终治疗计划前接受全面的修复和牙体牙髓评估。患者同意转诊至修复医生处进一步评估。

修复评估和治疗选择

修复医生确认第二前磨牙预后差。建议对第一前磨牙进一步探查。拆除修复体后评估可用的牙体支持组织（图2）。清理掉龋坏组织后，仅剩余极少的健康冠方牙体组织，无法保证有充足的牙本质肩领预备。尽管通过根管再治疗以及桩核冠重新进行冠修复在技术上是可行的，但10年以上的预后并不明确。

之后拆除了患者第二磨牙的修复体。临床评估证实了银汞桩核周围的继发龋以及修复材料根方仅剩余少量的牙体组织。因此，第二磨牙的传统再治疗预后较差。第一磨牙经评估预后良好。

因此，建议患者拔除上颌右侧第一、第二前磨牙和第二磨牙。

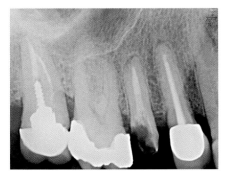

图1 上颌右侧后牙区根尖放射线片。

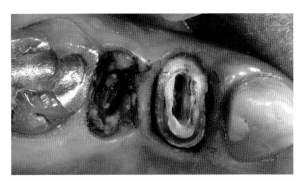

图2 初步治疗后的上颌前磨牙根部殆面观。

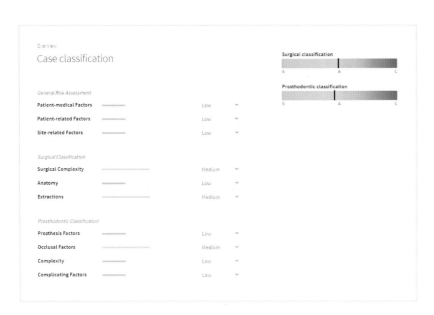

图3 总体治疗分类：外科分类=复杂；修复分类=简单到复杂。

之后讨论的第一、第二前磨牙的修复方案为：

1. 在第一或第二前磨牙位点植入单颗种植体，行两单位的单端桥固定修复（I-cFDP）。
2. 在第一、第二前磨牙位点分别植入1颗种植体，行单冠修复（I-SC）。

第一磨牙的修复计划是全瓷冠修复。

外科评估

患者复诊进行外科评估。临床检查和影像学检查显示骨量充足，2个前磨牙位点均可植入种植体。2颗牙的近远中间隙为14mm，允许植入1颗4.1mm的标准直径种植体和1颗3.3mm的小直径种植体，以维持种植体之间3mm的安全距离以及种植体和邻牙之间至少1.5mm的安全距离。推荐早期种植（2型）。

在向患者介绍了治疗方案后，她选择在第一、第二前磨牙分别植入1颗种植体，进行单冠修复。

SAC评估

给患者推荐的治疗方案是拔牙后早期种植，常规负荷（2C型）（图3）。

外科过程

局部麻醉下拔除上颌右侧第一、第二前磨牙和第二磨牙（图4），无干扰愈合。8周后，在上颌右侧前磨牙区翻开颊舌侧全厚瓣，可见拔牙窝愈合中，剩余骨壁完整。将2颗种植体分别植入第一前磨牙［BL 3.3mm×10mm SLActive 窄十字锁合（NC），Straumann］和第二前磨牙［BL 4.1mm×10mm SLActive 常规十字锁合（RC），Straumann］。将术中收集的自体骨屑植入剩余牙槽嵴缺损处。安装愈合基台，穿黏膜愈合。无干扰愈合10周后，种植体完成骨结合，将患者转诊回修复医生处进行下一阶段的治疗。

修复过程

手术位点初步愈合后，对上颌右侧第一磨牙进行预备及评估，行临时冠修复。之后，安装螺钉固位的种植体印模杆，种植位点采用传统的聚乙烯硅橡胶印模，预备好的磨牙位点采用开窗印模。

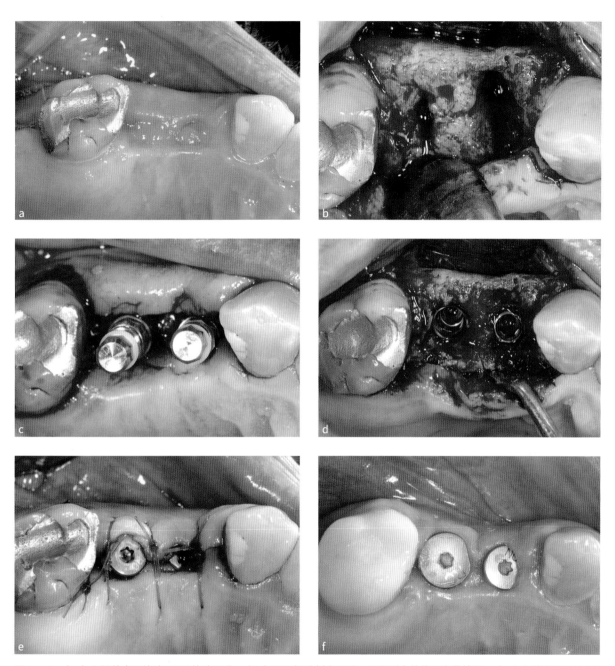

图4a ~ f （a）上颌前磨牙拔除8周后的殆面观。（b）翻开颊舌侧全厚瓣，可见剩余的拔牙窝骨缺损。（c）在前磨牙区植入2颗种植体。带有种植体携带器的殆面观显示了种植体的轴向位置。（d）局部收集的自体骨屑充填于种植体周骨缺损。（e）安装愈合基台，转瓣行穿黏膜愈合。（f）8周后，种植体周软组织健康。

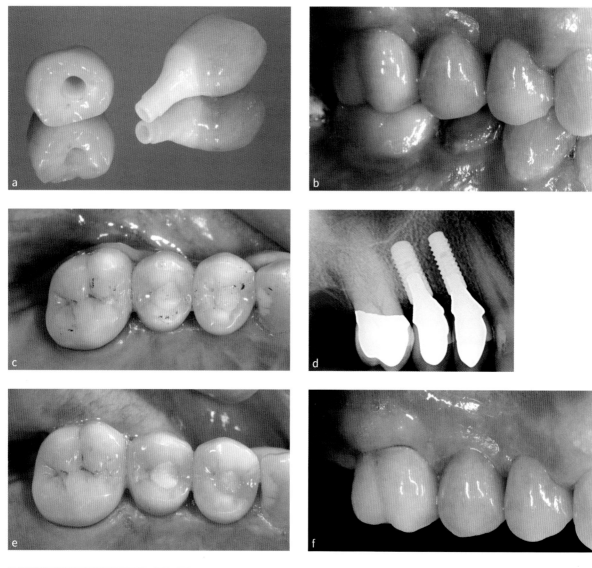

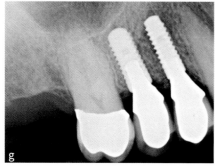

图5a～g （a）种植单冠采用传统的一体式切削氧化锆基台饰面瓷制作外部轮廓和颜色。（b）完成的种植修复体颊面观。（c）完成的种植修复殆面观。（d）最终种植冠戴用后的影像学检查。（e）治疗后3年的种植修复体殆面观。（f）治疗后3年种植修复体颊面观。（g）治疗后3年种植修复体根尖放射线片。

使用技工室扫描杆将制取的模型进行数字化扫描，并设计个性化全瓷氧化锆基台和RC及NC种植体冠方基底形态，之后送往Straumann进行加工。

种植单冠采用传统的一体式切削氧化锆基台饰面瓷制作外部轮廓和颜色（图5a）。这种设计允许直接通过殆面开孔至基台螺钉。

将修复体安装在口内，最后旋入成品基台螺钉，使用标准的Straumann扭矩扳手加扭矩至35N·cm（图5b，c）。螺钉通道使用白色Teflon膜覆盖，并用改良玻璃离子修复材料封闭。

术后2周的X线片作为基线（图5d）。3年的临床检查显示了持续良好的功能和软组织健康（图5e，f）。32个月复查的根尖放射线片显示骨组织稳定、健康（图5g）。

反思与讨论

制订治疗计划的原则是为患者提供最小风险的长期可预期的结果。对于种植体植入时机，

考虑了两种选择。第一种选择，考虑到牙根解剖（单根）以及可实现初始稳定性的充足根方骨量，可考虑即刻种植（1型）方案。然而，由于种植体相对于牙根的尺寸和几何形状不同，该方法会导致种植体颊腭侧出现较大的边缘骨缺陷。同时会存在相应的软组织缺损影响创口关闭，要附加手术促进软组织封闭。第二种选择，为早期种植，它可确保根尖病变的愈合，同时还允许牙槽嵴顶的软组织自我再生和增厚。此外，在拔牙后8周，牙槽窝内会有一定程度的骨再生。因此，选择早期种植可简化手术过程并将外科风险降至最低。关于负荷方案，考虑选择即刻种植即刻负荷（1A型），但患者对美观要求不高，并不在意愈合阶段的缺牙间隙。因此，没有需要采用1A型方法的紧迫美学需求。为患者推荐的是风险更低的传统负荷方式。

外科和修复治疗进展都很顺利。患者和医生对治疗效果均满意。

5.7 小缺牙间隙的种植修复：高美学风险区

5.7.1 相邻的上颌切牙

P. CASENTINI, M. CHIAPASCO

一位29岁女性患者，经转诊要求咨询评估美学区种植治疗的可能性。牙科治疗史为3年前因创伤导致的根管治疗并发症，拔除了2颗上颌中切牙和1颗侧切牙。缺牙区曾行局部可摘义齿修复，但患者对美学效果不满意。患者希望寻求一种更为美观的固定修复方式，但同时她又担心种植修复可能出现的美学并发症。

患者全身状态良好，不服用任何药物，不吸烟。

临床检查

口外检查中，患者为高位笑线，前部牙齿和软组织之间的过渡线可见。可以明显看到位于邻牙上变色的局部可摘义齿树脂卡环（图1）。

口内检查显示口腔健康，无龋齿或牙周炎，口腔卫生状况良好，颌位关系正常。缺失牙已行局部可摘义齿修复，义齿包含了一个腭侧金属基托、后牙邻间隙的金属卡环以及上颌右侧尖牙和左侧侧切牙唇侧的树脂卡环。

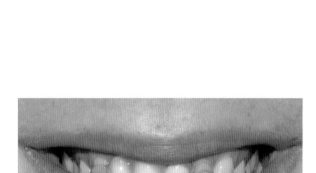

图1 患者微笑时的口外观。

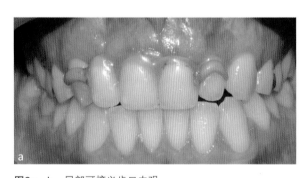

图2a，b 局部可摘义齿口内观。

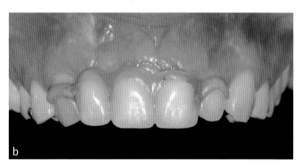

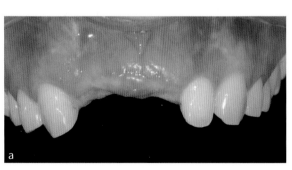

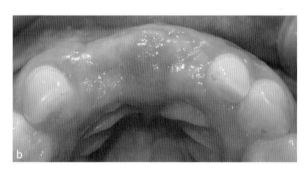

图3a，b 缺牙区牙槽嵴的正面观和粉面观。

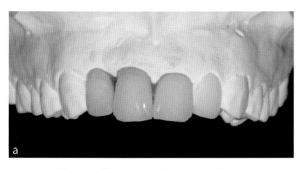
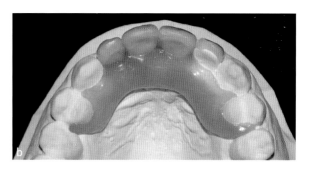

图4a，b　模型上可摘Mock-up的正面观和𬌗面观。

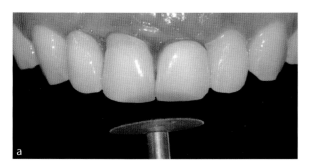
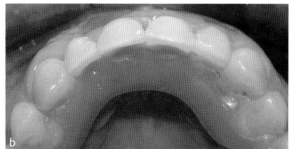

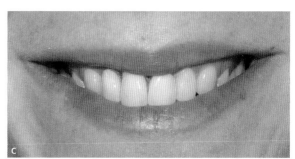

图5a～c　可摘Mock-up的口内观及口外观。

其中树脂卡环已变色，与邻牙相比存在色差。牙齿根方及邻间区被粉色树脂充填。

从美学角度来看，前牙区存在的更为关键的问题是树脂卡环暴露，以及双侧侧切牙临床牙冠长度不对称（图2）。

取下局部可摘义齿后，缺牙区呈现中度萎缩和上颌右侧侧切牙位点的水平向缺损（图3）。角化组织充足，与理想的前牙切缘线相比，上颌左侧侧切牙存在腭侧移位。

诊断流程

为制订精确的修复方案，制取印模后交由技工室灌注研究模型并制作诊断蜡型。Mock-up的评估也是进行治疗效果预告并促进患者进行治疗的一个重要步骤（图4）。因此，技工室根据诊断蜡型制作了可摘Mock-up。本修复方案中同时包含了上颌左侧侧切牙的树脂贴面修复，以实现更好的前牙美学效果。

在接下来的复诊中，将Mock-up放置于患者口内，并根据患者的要求进行调整，以获得患者对预期治疗效果的认可（图5）。

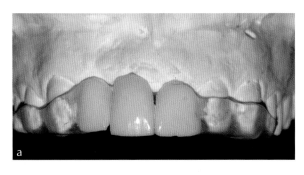

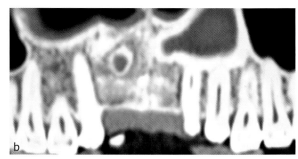

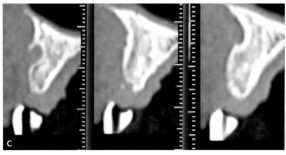

图6a~c 带有放射线阻射牙齿的诊断模板和治疗区域的 CBCT。

修复方案一旦确认，用放射线阻射材料复制 Mock-up以便评估骨解剖并确认种植的可行性。因此，为患者拍摄CBCT。CBCT显示可用骨高度充足，上颌左侧侧切牙存在水平向骨缺损以及根尖区的残余缺损（图6）。可行种植同期水平向骨增量。

治疗风险概述

使用SAC评估工具评估治疗风险，以确定美学、外科和修复风险因素（图7）。

从美学角度来看，本病例复杂，具有高美学风险。患者为高位笑线，对治疗的期望值比较现实但也确实很高。缺牙区为连续3颗牙齿缺失，天然邻牙颊侧骨板较薄。此外，牙槽嵴顶与未来修复体邻面接触点之间的距离可能>6mm。主要的有利因素是邻牙无修复体，牙齿为方圆形，软组织为厚龈型且完整，角化组织充足。

主要的外科风险因素为需要进行水平向骨增量，以及实现理想的"以修复为导向"的多颗种植体的植入，以便于未来进行螺钉固位的修复。另外，还需要考虑邻牙软组织的外科管理。

修复风险因素与软组织重建需求相关，包括在平坦的牙槽嵴上获得龈乳头的需求、在不影响骨增量的情况下进行临时修复的需求，以及满足患者现实但非常高的期望值的需求。最后，要通过修复体实现前牙切端引导。

治疗计划

结合临床检查和影像学检查，提出如下治疗计划：

- "以修复为导向"于上颌右侧侧切牙、左侧中切牙共植入2颗种植体，同期进行GBR，将自体骨和异种材料混合，覆盖胶原膜行骨增量。计划行埋入式愈合。
- 在骨结合阶段戴用无压迫性的临时可摘义齿。
- 愈合4个月后暴露种植体。
- 使用螺钉固位的临时固定修复体塑造充足的软组织轮廓。上颌左侧侧切牙同期行临时贴面修复。
- 最终修复方式为螺钉固位的三单位固定桥，材质为氧化锆饰瓷，上颌左侧侧切牙行瓷贴面修复。

患者同意该治疗方案，签署书面知情同意书。

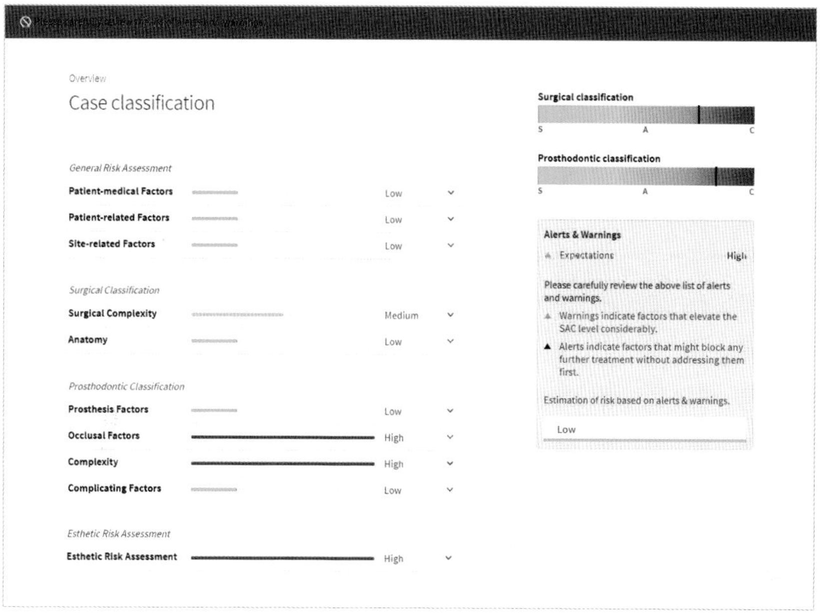

图7 总体治疗分类：美学风险=高；外科分类=从复杂到高度复杂；修复分类=复杂。

外科过程：种植同期GBR

种植同期GBR是在麻醉医生协助下应用局部麻醉联合静脉复合麻醉完成的。

提前于下颌支处获取自体骨。

配合垂直减张切口翻开全厚黏骨膜瓣，手术导板引导下预备种植窝洞，该导板为经过改良的用于CBCT的诊断导板。种植体的轴向穿出可实现螺钉固位修复。

完成种植窝洞预备后，于上颌右侧侧切牙（3.3mm×12mm）和上颌左侧中切牙（4.1mm×12mm）共植入2颗Straumann骨水平种植体。

为了在复杂解剖情况下加速骨结合，首选亲水表面种植体（SLActive）。如CBCT所示，上颌右侧侧切牙根尖存在骨开窗（图8）。

种植体植入后，应用自体骨屑覆盖于骨开窗处并增加唇侧骨壁厚度，其上覆盖DBBM异种骨（Bio-Oss）（图9a，b）。最后，覆盖双层胶原膜（Bio-Gide）来保护和稳定移植物（图9c）。

通过分离黏骨膜瓣的骨膜内层进行减张，并使用5-0缝线进行间断缝合和水平缛式缝合，从而获得初期创口关闭（图9d）。

术中静脉注射类固醇药物以减轻术后肿胀。

给患者开具6天的抗生素（阿莫西林+克拉维酸，1g/12小时），0.2%氯己定漱口2周，使用布洛芬600mg以缓解疼痛。建议患者3周内避免术区刷牙。

术后患者主诉肿胀和淤血，但几乎无疼痛，且疼痛可通过止痛药控制。

术后15天拆线，未见并发症。

临时可摘义齿

术后1周，患者戴用含树脂牙的压膜保持器作为可摘临时义齿（图10）。压膜保持器和临时冠的设计可避免对骨增量区的任何压力。

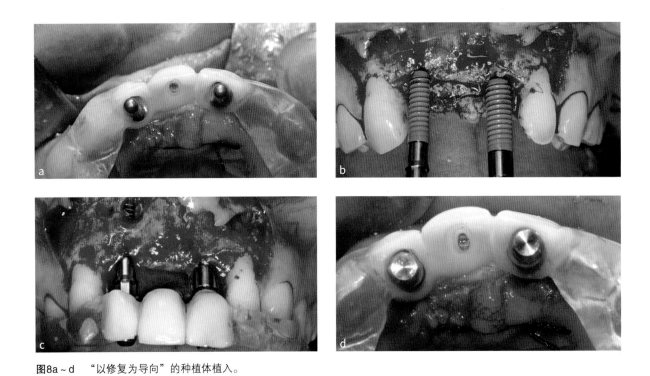

图8a～d "以修复为导向"的种植体植入。

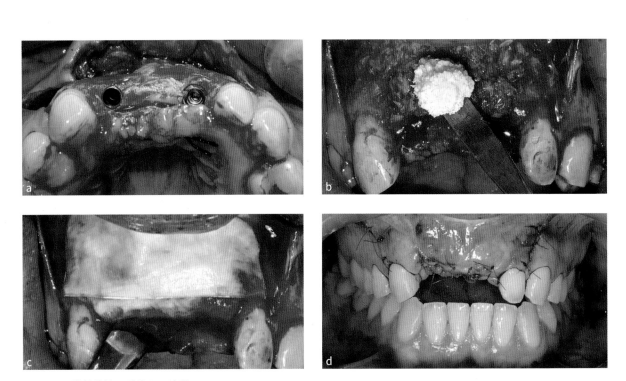

图9a～d 种植体植入后的GBR流程。

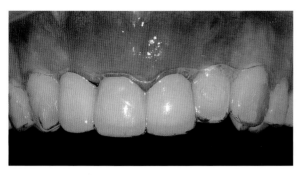

图10 临时可摘义齿

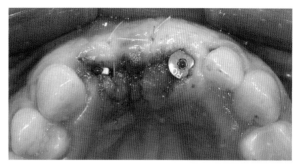

图11 安装愈合基台后的殆面观。

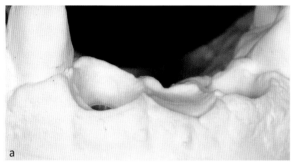

a

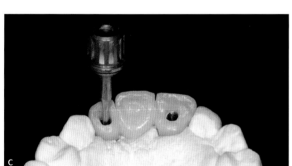

c

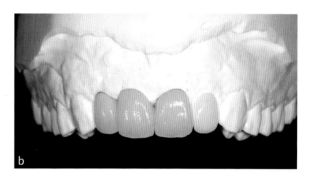

b

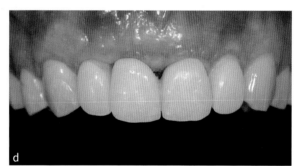

d

图12a～d 石膏模型上以及口内安装后的临时固定修复体。

种植体暴露

愈合4个月后，行保留龈乳头的一字切口，暴露种植体。取下覆盖螺钉，更换穿黏膜愈合基台（图11）。

螺钉固位的临时修复

拆线2周后，开始进入修复阶段。连接金属转移杆后进行聚醚（Impregum）开窗印模。同时将牙齿比色信息传递到技工室。通过技工室在临时钛基台上制作三单位螺钉固位的固定桥树脂冠，以及上颌左侧侧切牙临时树脂贴面。牙科技师在模型上对修复体进行轻微调改，以形成对种植体周软组织的轻微加压，开始进行软组织塑形（图12）。

完成螺钉固位的临时固定桥和贴面修复后数周内，对修复体穿龈区和桥体添加流动复合树脂，逐步对种植体周软组织进行塑形。临时修复期间对尖牙进行了家庭漂白。

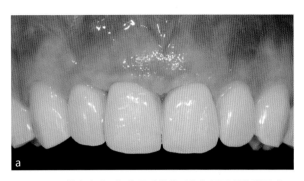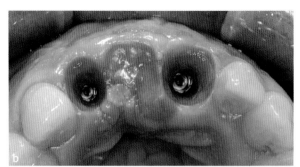

图13a，b 软组织塑形4个月后的临时修复正面观和殆面观。

最终修复过程

经过4个月的临时修复，评估软组织塑形充分，制取最终修复体印模（图13）。

完成上颌左侧侧切牙贴面的最终牙体预备，之后连接金属转移杆进行聚醚（Impregum）开窗印模（图14）。口外使用硅橡胶制取印模，获取经螺钉固位的临时固定桥塑形后的软组织形态。

技工室制作三单位固定桥：应用原厂钛基台以确保与种植体的精密连接，固定桥材料选用的是氧化锆饰瓷。技师在口外将局部固定义齿和钛基台通过双层粘接制作螺钉固位的修复体。同时制作了上颌左侧侧切牙瓷贴面（图15）。

经患者口内试戴确认后，使用1%氯己定凝胶对种植体内部进行消毒，通过螺钉将最终修复体固位在种植体上，并加扭矩至35N·cm。拍摄根尖放射线片确认修复体精确就位。使用Teflon膜和流动复合树脂封闭螺钉通道。

随后，在橡皮障隔离下用热复合树脂粘接贴面（图16）。戴牙后的口内观可见种植体支持式局部义齿和贴面实现了良好的周围组织生物学整合，并获得了良好的美学效果。

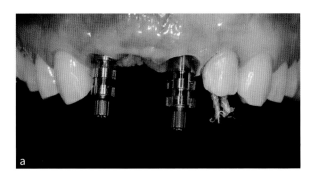

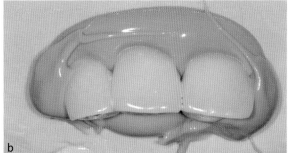

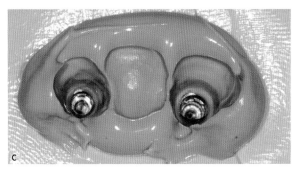

图14a～c　最终修复的精准印模。

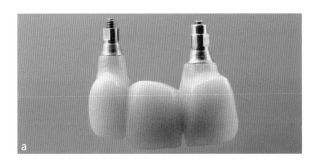

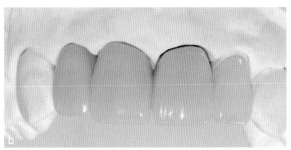

图15a，b　戴牙前的最终修复体。

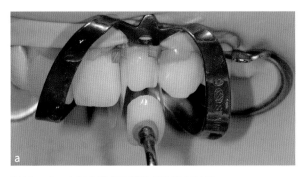

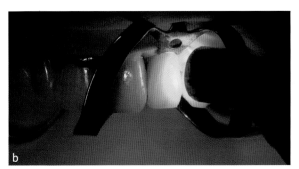

图16a，b　上颌左侧侧切牙贴面的粘接过程。

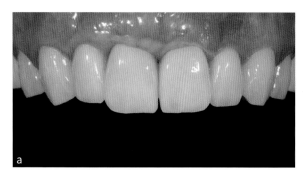
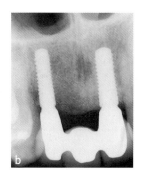
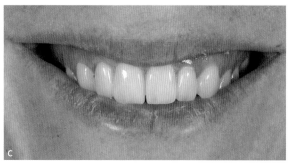

图17a~c 最终修复后的口内观、口外观和根尖放射线片。

患者表示治疗效果完全符合她的美学期望（图17）。

随访

患者大约每年复诊1次，进行专业的口腔卫生维护和临床检查，她表现出了高标准的依从性。10年后，种植修复仍维持了良好的周围组织整合。取下修复体检查软组织状态，结果显示完全没有炎症（图18）。

讨论

当缺牙区存在多颗牙缺失，美学区的种植治疗对临床医生来说一直是一个挑战。本病例中，患者的高位笑线、高的美学期望值以及骨缺损的存在进一步增加了并发症因素。

在临床治疗中，为了降低风险并获得良好的最终效果，"以修复为导向"的循序渐进流程必须从严谨且合理的修复方案开始。经患者知情同意后，修复方案允许制作诊断模板，对可用骨量和种植的可行性进行评估。

同一个诊断模板后期可调整为手术导板，引导种植体的精准植入。如今，计算机引导外科和数字化印模有助于临床医生在同类病例中进行标准化的精准种植，但本病例是在10年前完成的，当时尚无标准的数字化流程。而本病例恰恰证明，传统的非数字化方案同样可以获得理想的治疗效果。

该美学病例的治疗需要多个步骤。每一步都需要专业的知识和技能。在本病例的修复方案中包含了1颗邻牙的瓷贴面修复，这代表着另一个并发症因素，因为这种精细修复体的牙体预备、技工制作和粘接步骤都非常重要。

最终修复体的"桥架"设计，在预成钛基台上对氧化锆饰瓷固定桥进行了口外粘接，该技术在10年前便被视为是成熟的。本病例和很多其他病例长期成功的随访结果，以及最近的文献均证实了这种修复设计的可预期性。

最后，为实现仿生的修复效果，牙科技师的修复材料专业知识和艺术感是最根本的问题。

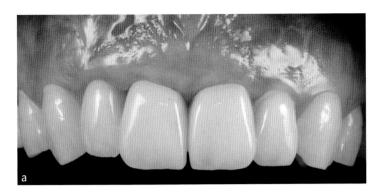
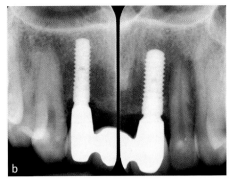
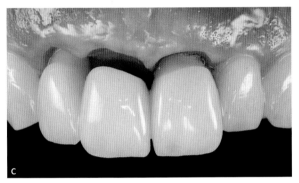
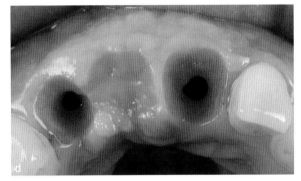
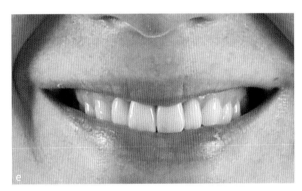

图18a ~ e　10年随访的临床检查和影像学检查。

工作流程中的主要临床和技工步骤为：
- 通过诊断蜡型确定修复方案。
- Mock-up和效果预览。
- 诊断模板和CBCT。
- 手术可行性评估。
- 诊断模板转为手术导板。
- "以修复为导向"的种植体植入，同期GBR。
- 无压力的临时修复。
- 二期手术。
- 种植体支持式临时修复。

- 软组织塑形。
- 最终修复印模。
- 安装最终修复体。

治疗团队
外科医生：Dr. Paolo Casentini, Dr. Matteo Chiapasco
修复医生：Dr. Paolo Casentini
技师：Alwin Schoenenberger, Giuseppe Voce

5.8 较大缺牙间隙的种植修复：高美学风险区

5.8.1 上颌侧切牙与中切牙缺失

A. TREVIÑO SANTOS

一位34岁健康女性患者，由于不当的正畸治疗引发上颌中切牙和侧切牙的牙根吸收，导致牙齿松动。患者希望用种植修复体来替换松动的天然牙，从而改善美观和舒适度。必须要考虑到的是患者在大笑时会露出牙龈（图1），需要治疗的4颗牙齿外形都呈三角形（图2）。因为这些因素该临床病例要归类为高风险。

回顾患者既往史，未发现影响常规手术和修复治疗的因素。该区域的临床检查和影像学检查（图3和图4）显示软组织解剖结构完整，具有中弧线形牙龈，但牙槽骨的特征表现为垂直骨向缺损，牙槽嵴到邻牙接触点之间的距离为5.5~6.5mm。

治疗计划

利用临床检查和影像学检查获取的信息，与文献中提供的证据，选择拔牙后即刻种植（1A型）方案，并在手术时进行临时修复（图5）。

外科过程

利用不翻瓣手术方式，尽可能微创拔除患牙以保持唇侧骨板完整，并能够在植入种植体时产生最少的组织炎症（图6）。按照即刻种植的工作流程（图7），种植床的预备略微偏向腭侧，能够在种植体和唇侧骨壁之间的间隙内放置低替代率的异种骨移植物。同时，在上颌右侧中切牙和左侧中切牙的新鲜拔牙窝中，放置了不可吸收的羟基磷灰石移植物（Tissum，BOS-HA，Argentina）以维持骨体积（图8a）。

无论何时，为了使修复工作更加便利，种植体之间要尽可能平行并在同一水平位置上（图8b）。种植体需要愈合3.5个月，不仅是为了形成骨结合，更是为了让软组织成熟稳定。

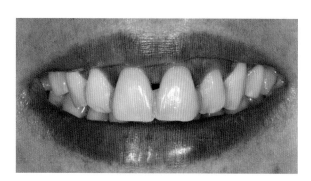

图1 大笑时的牙龈状态。

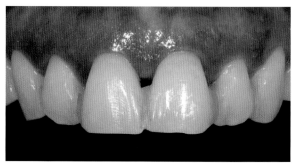

图2 正面观，上颌中切牙和侧切牙都呈三角形。

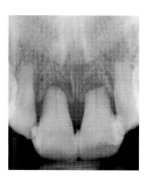

图3 初诊X线片。

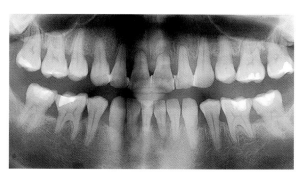

图4 全景片。

图5 总体治疗分类：美学风险=高；外科分类=复杂；修复分类=复杂。

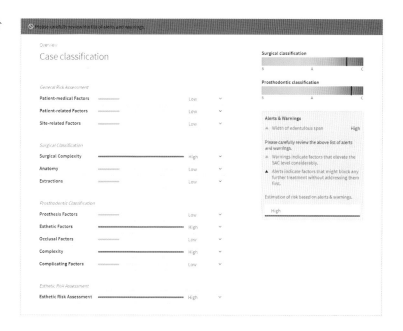

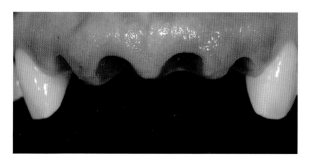

图6 拔牙后正面观。

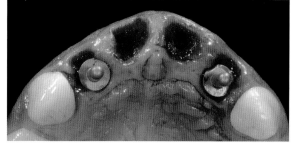

图7 种植窝洞略偏向腭侧。

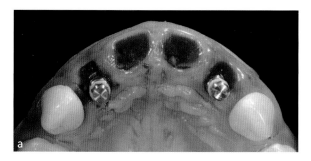

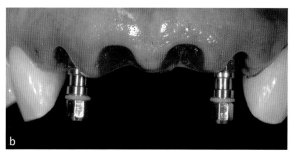

图8a，b 即刻种植后的𬌗面观和正面观。

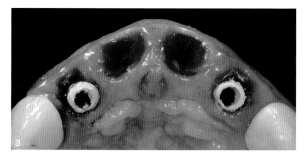

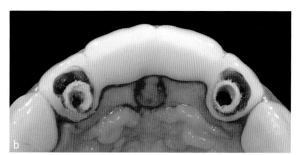

图9a，b 临时基台和临时修复体。

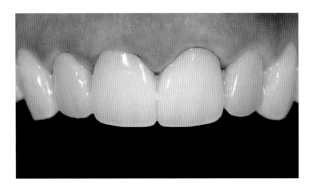

图10　即刻临时修复后的正面观。

外科过程和临时修复过程

在确认好种植体的初始稳定性后，放置预先加工好的临时基台（图9a）。此时已经能够轻松地将预成的临时修复体连接到基台上，这非常重要（图9b），这样便可聚焦到上颌右侧中切牙和左侧中切牙处卵形桥体的形态以及上颌右侧侧切牙和左侧侧切牙处的种植体的穿龈轮廓上（图10），避免所有下颌运动中可能的接触。

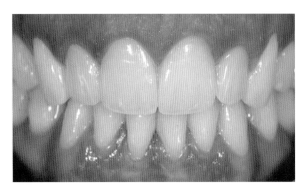

图11　术后3.5个月正面观。

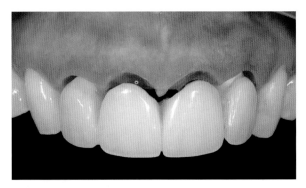

图12　取下临时修复体后。

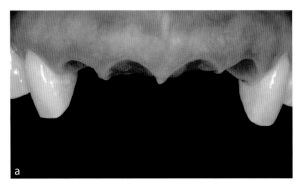

图13a，b　过渡带与穿龈轮廓塑形。

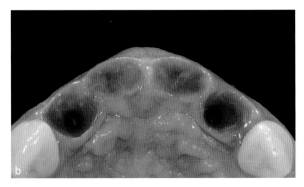

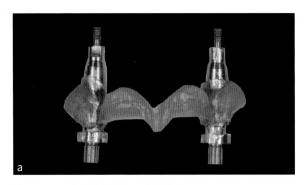

图14a，b　个性化印模杆：夹板技术。

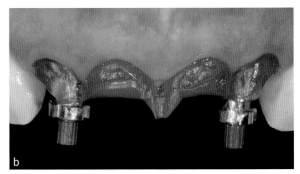

最终修复过程

种植体植入后3.5个月，软组织愈合完美，伴有足够的角化龈（图11）。取下临时修复体进行调整（图12），1个月后，过渡带和穿龈轮廓塑形到达了理想状态（图13）。

使用个性化印模技术，利用聚乙烯硅氧烷（图14）来复制临时修复体的穿龈轮廓。

在制作最终修复体的过程中，我们试图找到一种被动就位的种植体支持式固定修复设计（图15），安装过程中不会受到应力，以避免对种植体–修复体连接处产生不良应力，这种应力可能会导致种植体失去骨结合和修复失效。被动就位对于维持种植修复体的机械和生物平衡以及减少基台螺钉与周围支撑骨的负荷至关重要。

戴入螺钉–粘接固位的种植体支持式固定修复体（图16和图17）。确认无粘接剂残留非常重要（图18）。

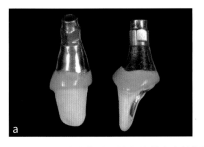
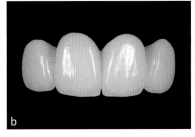
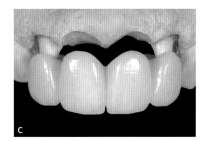

图15a ~ c 瓷修饰的个性化钛基台支持螺钉–粘接固位的氧化锆修复体。

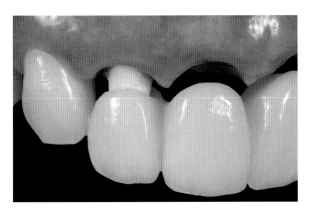
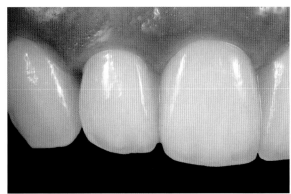

图16 粘接前正面观。

图17 最终修复体粘接后正面观。

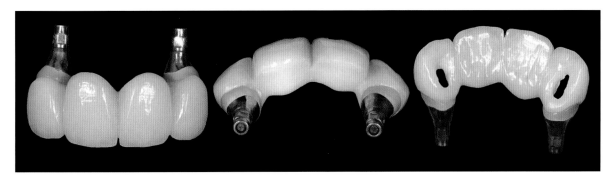

图18 最终修复体的多角度观。

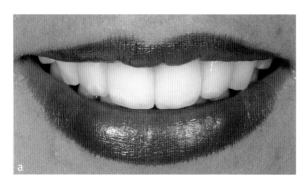
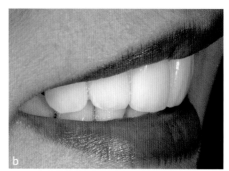

图19a，b 微笑时的正面观和侧面观。

最终修复达到了美观和舒适的目标（图19），红色美学得分和白色美学得分均为10。

结论

根据临床评估，该患者是1A型种植的合适人选，需要意识到种植体之间应以被动就位的方式连接，以避免机械并发症。种植体和修复体之间的非被动连接可能会导致并发症，从崩瓷和基台折裂、固位螺钉破坏到骨丧失。

治疗团队

外科和修复医生：Alejandro Treviño

技师：Thomas Graber, Estudio de Porcelana Suizo

5.9 较大缺牙间隙的种植修复：局部可摘义齿

5.9.1 上颌

C. STILWELL

一位63岁女性患者，到私人诊所就诊，想更换上颌的局部可摘义齿。现存的局部可摘义齿已经使用了20年，它替换了上颌两侧各1颗前磨牙、4颗切牙和右侧尖牙。而下颌是一个短牙弓，中线两侧各有5颗牙齿（图1）。

一直以来，患者对局部可摘义齿的美学和功能方面都非常满意。然而，她确实意识到，义齿越来越旧而且磨损得比较严重，在她微笑时前面的义齿露出得也逐渐变少了。同时，义齿也有向前移动的趋势，这可能会导致义齿脱落，引发隐私暴露和尴尬的情况。

患者有成功治疗乳腺癌的病史，并且15年没有复发，因此她不再需要任何用药。她形容自己的身体健康、有能量、充满活力，享受着三代同堂的幸福家庭生活，并在当地社区为他人提供帮助。

牙齿缺失发生在很多年前，而在上颌行局部可摘义齿修复后，她就没有再失去任何牙齿。距离她上一次进行义齿的重衬同样也过去很多年。不过她曾经对上颌右侧第一前磨牙进行了根管治疗并安装了牙冠。她偶尔会感到两侧上颌磨牙之间的牙龈不适，这会促使她去找洁牙师进行治疗。

临床检查显示患者口腔卫生良好，除了上颌磨牙之间的邻间隙存在一些轻微炎症外，牙龈状态健康。而这些轻微的炎症可能与全景片上看到的磨牙间牙缝以及偶尔食物嵌塞造成的咬合创伤有关。影像学检查与临床检查一致，确认了患者拥有在这个年龄段内较好的、稳定的边缘骨水平，并且没有发现龋齿和根尖周病变（图2）。全景片同时显示了缺失的双侧第二前磨牙部位存在上颌窦气化。

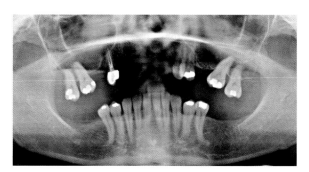

图1 初诊全景片。

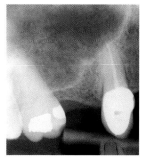

图2 上颌右侧第一前磨牙根尖放射线片显示已行根管充填，充填严密，没有根尖周炎症。

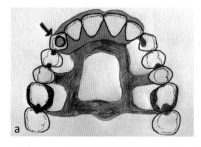
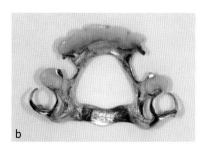
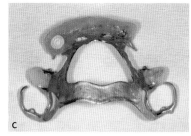

图3a～c 局部可摘义齿设计示意图和实际制作的义齿，通过增加剩余天然牙的支持并计划使用上颌右侧尖牙位点单颗种植体进行球帽式覆盖义齿设计来对义齿进行改进。

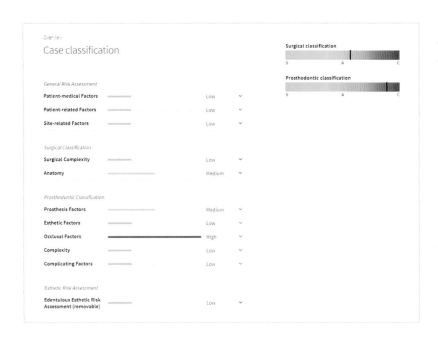

图4 总体治疗分类：美学风险＝低；外科分类=复杂；修复分类=高度复杂。

静态咬合的垂直距离由对颌天然的第一前磨牙决定，而唯一的天然牙前伸引导通过左侧上下颌尖牙完成。局部可摘义齿有一个铸造金属支架，由后牙提供有限的咬合支撑，但前牙区没有支撑以提供有效的前伸引导（图3）。

与患者讨论了其他由牙齿和/或种植体支持式固定义齿修复方案，但患者坚定表示她想再次进行局部可摘义齿修复，并且希望最好采用与旧义齿尽量相似的设计。如果新义齿固位力更强，脱落的可能性更小，将会是一个加分项。患者同样希望前牙在微笑时能够明显但不夸张地显示出来。

与患者讨论了通过种植体支持式固定修复体来替换缺失的下颌磨牙，但患者认为她的牙齿在没有下颌修复体的情况下使用得很好。然而，她确实对在上颌右侧尖牙位点策略性地植入单颗种植体的建议立即表示出了兴趣。该种植体将作为修复前牙较大缺牙间隙的覆盖义齿基牙。通过安装球帽部件，可为义齿提供有效的支持和固位，满足患者避免前牙义齿移动和脱落的愿望。拟进行的新设计示意图见图3。注意预备植入的覆盖义齿基牙种植体以及相邻的上颌右侧第一前磨牙和上颌左侧尖牙增加了对前牙基托的支持。

SAC风险评估

全身风险评估

根据全身风险评估，所有患者相关因素和植入位点相关因素均为低风险。值得注意的是，尽管患者在相对年轻的时候就出现了严重的缺牙情况，但余留牙的牙周状况以及患者的口腔卫生和依从性都非常好。该患者是一位不吸烟患者，拟种植的上颌右侧尖牙位点也没有因为一些病理性原因和拔牙手术留下问题。重要的是，患者对上颌局部可摘义齿可以从单颗种植体中受益的期望也比较符合实际。

外科分类

从外科分类时考虑的风险因素来看，只有一个被确定为中等难度。剩余的角化龈宽度在4mm左右。因此，为了谨慎起见，在这项上选择了中风险。其余的风险因素（计划植入单颗种植体、植入时无须辅助进行轮廓增量、采用常规负荷方案、良好的软组织质量和很小的解剖风险）在外科评估中评分均为较低难度（图4）。

修复分类

在修复修正因素中，有4个因素被认为是潜在风险：其中3个被归类为中风险因素（预期的小修复空间、计划植入位点的咬合间隙以及由此可能产生的持续的机械和工艺并发症）。图6显示下颌右侧尖牙与对颌覆盖义齿基台之间间隙很小。尽管种植体略往根方植入，以在垂直向上提供足够的修复空间，但同时也决定不尝试植入过深以免造成相邻剩余牙槽嵴的软硬组织向根方退缩。因此，球帽附着体的修复空间和咬合间隙仍然有限。然而，通过铸造金属支架对义齿进行了

内部加固，并将球帽附着体和对颌尖牙之间的间隙在水平向上进行补偿，可以容纳下所有修复部件，而不会出现修复体折裂或明显的美学并发症。

第四个因素，也就是被认为的高风险因素，是计划在上颌右侧尖牙位点植入单颗种植体以提供部分前伸引导的作用（图5）。这最终将修复风险分级提高到了高度复杂的水平。如图6和图7所示，尖牙位点策略性地植入单颗种植体，目的是使局部可摘义齿成为前伸运动中相互保护方案的一部分，包括前伸运动中尖牙甚至是切牙分离，后者如图8所示。

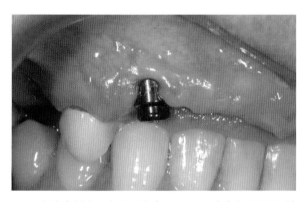

图5　在本病例中，角化龈宽度为2mm，边缘在7年内保持稳定。

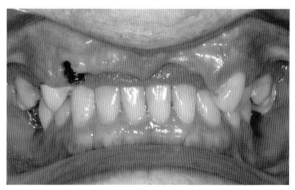

图6　下颌右侧尖牙与对颌牙槽嵴之间的较低咬合空间一开始就很明显。种植体被进一步往根方植入，以提供垂直向修复的灵活性。由于决定不使相邻剩余牙槽嵴的软硬组织水平过于向根方退缩，因此可为球帽附着体提供的修复体空间和咬合间隙仍然有限。

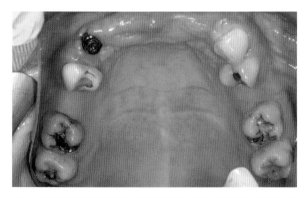

图7　从𬌗面观可以看到，种植体在上颌右侧尖牙位点植入的策略位置在临床图片中很明显。因此，治疗计划是让种植体直接参与前部可摘义齿固位，提供动态前伸引导。

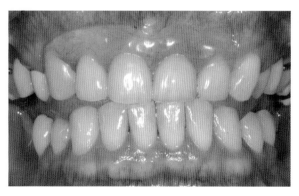

图8　上颌局部义齿能够提供前伸引导，这在前伸运动中甚至通过切牙分离来证明。

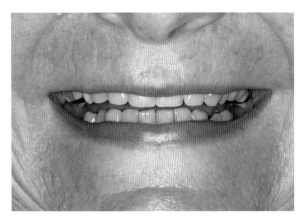

图9 微笑时的美学效果。低位笑线和较长的上唇极大地提高了义齿的私密性。

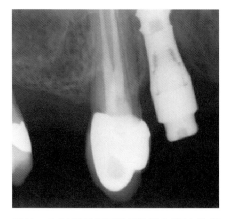

图10 口内X线片显示种植体植入后7年边缘骨水平稳定。

局部可摘义齿在缺牙区的美学风险评估

即使患者的期望值适中且实际，在计划利用上颌局部可摘义齿替换5颗前牙的情况下，美学风险评估也是一个重要的考量因素。在本病例中，6个修正因素的评估均为低风险，最后患者微笑时的状态可以在图9中看到。

反思和随访

使用单颗种植体来提高局部可摘义齿的临床效果在过去的20年中得到了越来越多学者的认可（Mitrani等，2003；Kaufmann等，2009；Payne等，2017）。尽管证据仍然有限，但文献认为使用单颗种植体作为一种有效同时简单、经济且创伤较小的种植修复方式，在支持、稳定义齿和提高固位力方面具备一定的优势（Shahmiri等，2010；de Freitas等，2012；Zancopé等，2015）。本病例的外科风险因素大多为低风险。然而，尽管大多数修复风险因素评估为低风险，但预期中的修复空间相关问题以及义齿在咬合运动中的关键作用增加了风险和病例的难度。

种植体和球帽附着体可以为局部可摘义齿带来额外的固位，减少义齿脱落带来的尴尬，患者对此表示了即时和持续的肯定。她还发现覆盖义齿种植体基台的日常口腔卫生容易维护，如图5所示，基台颊侧黏膜边缘轮廓稳定。有限的修复空间和咬合间隙导致了潜在机械/工艺并发症的风险，在过去7年中，2次在义齿底座中重新安装球帽附着体，同时更换固位插件。最近的口内X线片显示，Straumann软组织水平标准4.1mm×10mm种植体在7年内保持了稳定的边缘骨水平（图10）。在义齿修复的前4年使用了2mm穿龈高度的Straumann Locator附着体。此后，作为病例系列研究的一部分，将附件更换为2mm穿龈的Straumann Novaloc球帽附着体（图5～图7）。

致谢

种植体植入由Dr. Stephen Dover完成。

5.10 全牙弓种植体支持式修复：可摘义齿

5.10.1 上颌牙列缺失：种植体支持式杆卡覆盖义齿

WS. LIN, D. MORTON

一位46岁女性患者，到诊所来寻求种植体支持式修复的治疗方案。患者描述说，她在20多年前就失去了所有牙齿，并且她不喜欢目前的上颌和下颌全口义齿。患者主诉是在微笑时露出了太多义齿的粉红色区域，并且义齿上的牙齿也没有对齐（图1）。口外检查显示唇线较高，并且需要延伸义齿以获得足够的面部支撑。口内检查显示上颌和下颌牙槽嵴严重萎缩。X线片结果显示上颌和下颌牙列缺失，在无牙颌相应区域中，剩余牙槽嵴有轻度（上颌前部）、中度（下颌）和重度（上颌后部）萎缩。右侧上颌窦也显示出急性上颌窦炎的迹象（图1e）。

治疗风险评估

使用SAC评估工具评估上颌杆卡覆盖义齿的治疗风险，全身健康因素、全牙弓美学、外科风险因素和修复风险因素这些突出的风险因素构成了总体治疗风险（图2）。

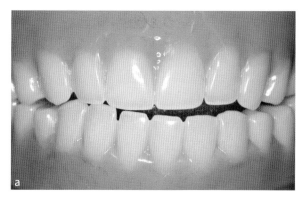
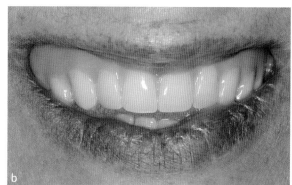
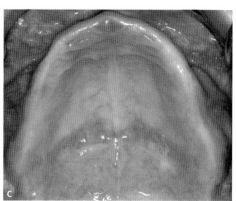
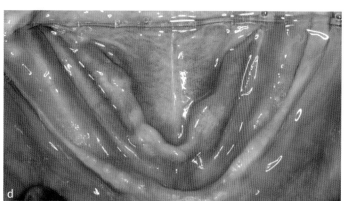
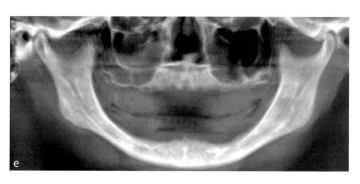

图1a ~ e （a）目前的上下颌全口义齿。（b）患者微笑时正面观。（c，d）患者上下颌牙槽嵴的殆面观。（e）全景片。

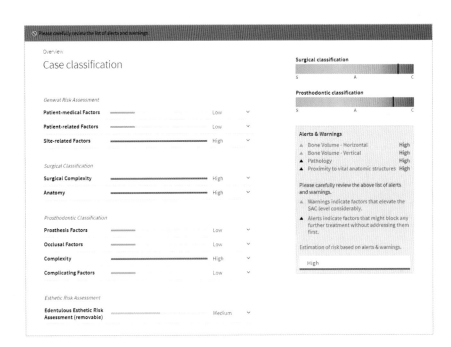

图2　总体治疗风险：无牙颌美学风险=复杂；外科分类=高度复杂；修复分类=高度复杂。

　　在风险评估中，患者的全身健康状态并不是显著的风险因素。在全牙弓美学风险评估中，患者因为需要上颌种植体支持式修复体、上唇较薄、大笑时上颌牙槽嵴过度露出以及Ⅲ类上下颌关系，因此风险评估较高。尽管患者对治疗的美学效果有着现实的期望，但仍有较高的外科风险。上颌后牙区牙槽嵴严重萎缩，须进行双侧上颌窦底提升术，增加了外科风险。患者也需要放置较多数量的种植体。随着软组织体积的减少，上颌和下颌的修复体都需要用来补偿缺失的软组织体积。而全牙弓的上颌和下颌修复体需要特别注意咬合方案和前伸引导的设计。最终修复需要将多颗种植体进行夹板式连接，也进一步增加了修复治疗的风险。尽管患者的积极性和依从性很高，但在治疗设计阶段严格的家庭护理方案和术后维护是患者能够获得成功治疗的关键因素。总体而言，根据全牙弓美学风险、外科风险和修复风险评估，该患者的治疗风险和难度被评估为高度复杂。

术前计划和临床治疗

　　回顾患者既往史，未发现影响常规手术和修复治疗的因素。患者自述无过敏史，也没有使用处方药。我们与患者讨论了各种种植体支持式义齿的治疗方案，而患者对固定义齿表现出了极大的兴趣。患者被告知由于唇部活动度大，需要延伸义齿基托以获得足够的面部支撑，因此可摘的覆盖义齿更适合她。患者接受了我们提出的由6颗种植体支持式杆卡覆盖义齿方案，以实现其提高上颌修复体稳定性的愿望。患者还接受了由5颗种植体支持的下颌固定全口义齿的治疗方案。

　　给患者提前使用抗生素控制急性上颌窦炎，并行双侧上颌窦底提升术。在上颌后牙区植入6颗种植体（Straumann软组织水平种植体），在下颌前牙区植入5颗种植体（Straumann软组织水平种植体）。在3个月的愈合期后，患者返回口腔修复诊所进行最终修复。以 < 15N·cm的扭矩将扫描杆连接到种植体上（图3a ~ d）。对上下颌牙弓进行口内扫描（图3e）。CAD/CAM设计制作模型并通过面弓转移进行关节连接，在半可调𬭚架上记录上下颌关系。在牙科技工室中进行了上颌和下颌试排牙。

　　在试戴牙时，对牙齿排列进行了美学、发音、咬合垂直距离和正中关系的评估。修复体延伸不足，微笑时面部外观不协调（图4a，b）。患者鼻部下方可以看到一条褶皱。重新在试排牙列上添加额外的蜡型，以提供适当的面部支撑（图4c，d）。

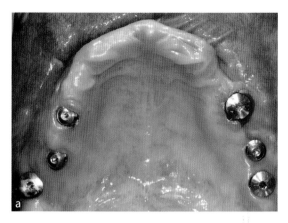
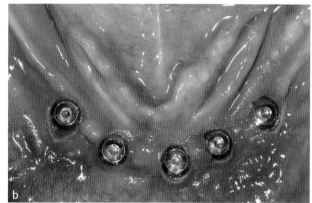
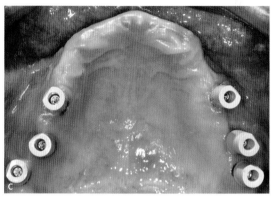
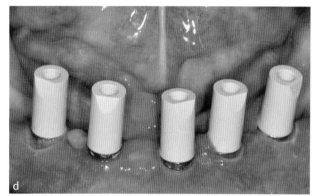

图3a~e （a~d）上下颌牙弓安装扫描杆。（e）数字化模型。

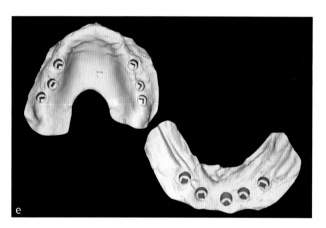

在患者满意试排牙列后，用牙科技工室扫描设备扫描数字化CAD/CAM模型和试排牙列，得到数字化信息。使用患者满意的试排牙列来评估上颌杆卡覆盖义齿和下颌种植体支持式固定全口义齿的修复空间。切削杆的组织面和下方软组织之间必须有1mm的空间，以确保口腔卫生。切削杆舌侧和颊侧壁的5°锥度设计为覆盖义齿提供的适当的固位力和稳定性。试排牙列也用于设计下颌最终的CAD/CAM牙龈色阳极氧化钛支架（AccuFrame IC，Cagenix）和全瓷修复体（Zenostar，Wieland Dental）。全瓷修复体的最小材料厚度为2mm，钛支架上模拟的单个基台的最小高度为4mm，钛支架的所有剩余区域的最小高度均为3~4mm，从而完成了虚拟设计（图5a）。将上颌切削杆放置在CAD/CAM模型上，并用牙科技工室扫描仪对其进行数字化扫描。内部支架设计完成后使用直接金属打印（DMP）系统（ProX DMP 200，3D系统）和钴铬合金（LaserForm

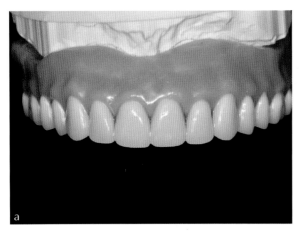
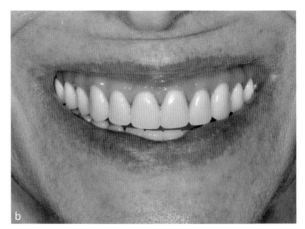
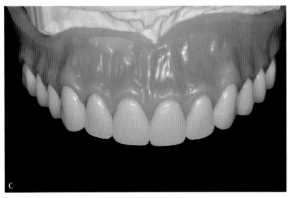
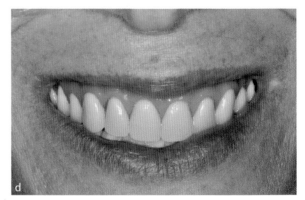

图4a～d （a，b）初始排牙可见基托延展不足，导致患者微笑时鼻子下方出现褶皱。 （c，d）在颊侧的基托伸展部位上加蜡，提供足够的面部支撑。

CoCr，3D系统系统）进行3D打印（图5b）。最终全瓷修复体的外形和特征在牙科技工室内使用饰瓷（IPS e.max Ceram，Ivoclar Vivadent）及低熔点纳米氟磷灰石玻璃陶瓷（IPS e.max Ceram Shades and Essences）完成。用树脂粘接剂（RelyX Unichem 2，3M）将全瓷修复体粘接到钛支架上。对上颌切削杆和下颌钛支架及所有全瓷修复体进行了临床及X线片评估（图5c）。

完成最终修复体的蜡型制作程序，以模拟缺失的软组织。使用自凝注塑丙烯酸树脂（Ivobase High Impact，Ivoclar Vivadent）完成加工过程。对最终的上颌杆卡覆盖义齿和下颌种植体支持式固定全口义齿进行了口内评估，在全瓷修复体上使用金刚砂车针（Fine Diamonds，Brasseler）进行调整，在丙烯酸树脂和义齿上使用技工室碳纤维切割车针

（Carbide Cutter，Brasseller）进行调整。杆卡和种植体支持式固定全口义齿以35N·cm的扭矩固定在种植体上。最终修复体螺钉通道使用棉球和单组分树脂密封密封材料（Fermit，Ivoclar Vivadent）封闭（图6a～c）。为患者提供了下颌咬合垫，并进行了家庭护理方案的指导。每隔6个月安排预约定期维护。患者接受了为期1年的临床和X线片随访，以确认种植体和修复体的情况（图6d～f）。

对治疗过程和结果的反思

该患者治疗过程中最大的挑战是严重的牙槽嵴萎缩和上颌牙槽嵴过度露出（由于唇部活动大）。另一种治疗方案是使用颧种植体来避免进行上颌窦底提升，与常规种植体联合进行修复。

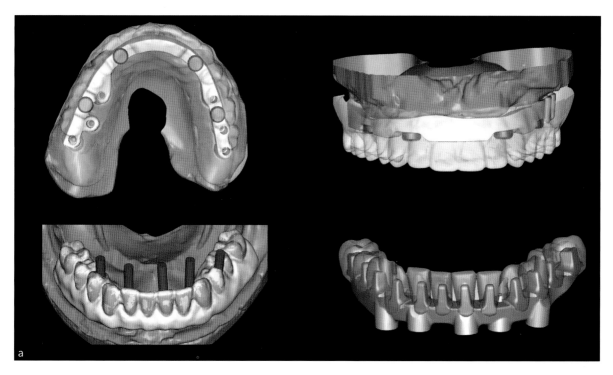

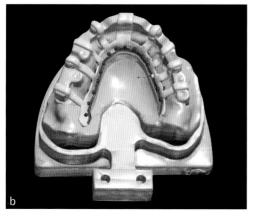

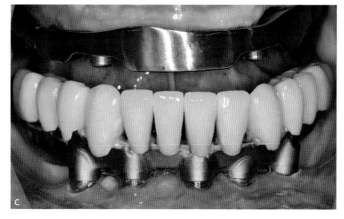

图5a ~ c （a）使用虚拟排牙。数字化牙齿排列用于评估可用的修复空间，并设计CAD/CAM上颌切削杆和下颌种植体支持式固定全口义齿。（b）上颌杆卡覆盖义齿内部支架的数字化设计。（c）上颌切削杆和下颌钛支架及牙冠的试戴。

然而，临床医生应该有足够的专业知识来设计和使用颧种植体来治疗患者。患者主要关注的是义齿稳定性和美学效果。通过为患者提供下颌固定义齿和上颌杆卡覆盖义齿获得了修复体的稳定性。尽管杆卡覆盖义齿仍然是一种可摘的修复体，但切削杆具有精心设计的侧壁锥度和平坦的拾面，可为义齿提供足够的稳定性以满足患者的需求。对于牙槽嵴过度露出的患者，美学需求可能具有挑战性。颊侧通过丙烯酸树脂延伸的覆盖义齿，将修复体–软组织连接部位向根方移动，可以满足整体的美学效果。患者治疗过程中遇到

的一个难题是确定义齿颊侧延伸的合适长度。当义齿颊侧延伸不充分时，尽管修复体–软组织连接仍在唇线下，患者微笑时面部支撑仍然会变形。在试戴义齿蜡型期间，应仔细评估义齿颊侧的延伸情况，以确保获得适当的面部支撑。在治疗有持续夜间咬合接触的牙列缺失患者时，通常应考虑使用咬合垫。在这种情况下，尽管患者被指导在夜间取下覆盖义齿，但下颌种植体支持式固定全口义齿仍有可能与上颌的切削杆有咬合接触。如果没有为患者提供咬合垫或患者没有佩戴咬合垫，可能会导致修复体过度磨损。

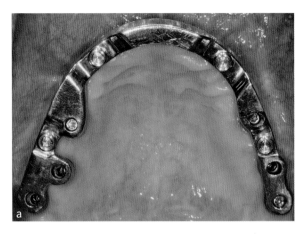
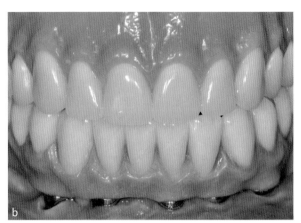
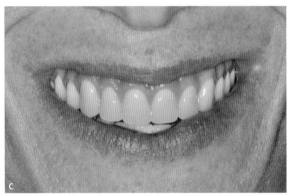
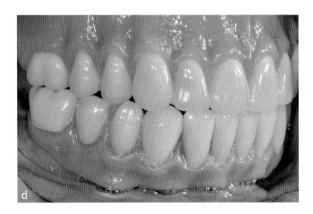
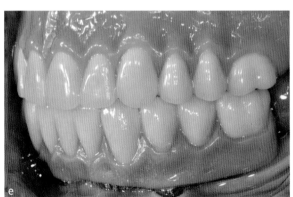
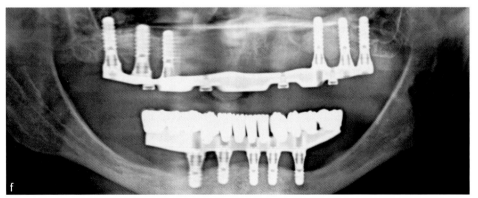

图6a~f （a）上颌杆卡的𬌗面观。使用4个Locator附件来提供覆盖义齿的固位。（b）最终义齿的正面观。（c）佩戴最终义齿的微笑观。（d~f）1年后随访。

5.10.2 上颌牙列缺失：颧种植体支持式杆卡覆盖义齿

W. D. POLIDO, WS. LIN

一位74岁女性患者，来到口腔和颌面外科诊所寻求种植辅助的治疗方案。患者描述说，她在20多年前失去了所有的牙齿，而且她没有戴任何义齿，患者自述弄丢了义齿。她的主诉是希望自己的牙齿回来，并且可以咀嚼和微笑。口外检查显示，不佩戴义齿时，上唇和面部中分完全缺乏支撑（图1）。她的唇部活动度小，低位笑线，下颌牙列缺失。

口内检查显示，颌间距离增大，但牙弓形态良好，角化龈充足，并且没有以往手术留下的痕迹。她否认过去有任何种植体植入或骨移植病史（图2）。

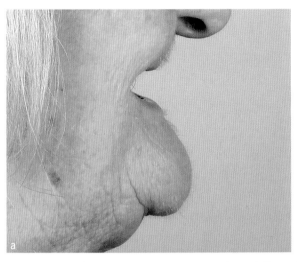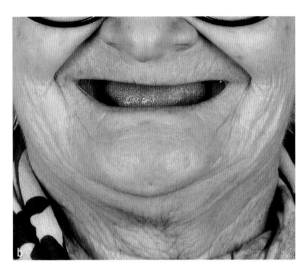

图1a，b 当患者未佩戴任何义齿时，可以看到上唇支撑不足和面部凹陷。微笑时没有露出上颌牙槽嵴。患者上唇较短，微笑线较低。

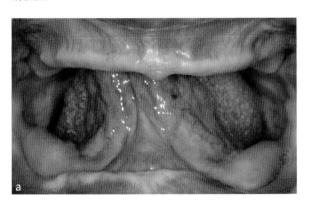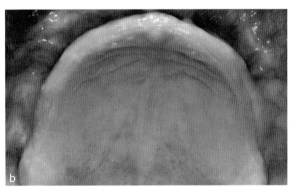

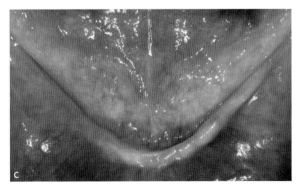

图2a~c 口内可见牙弓极度萎缩，颌间距离增大。软组织健康且充足。

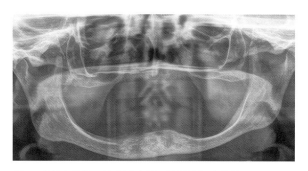

图3 术前全景片。注意到上颌牙槽骨的极度萎缩。

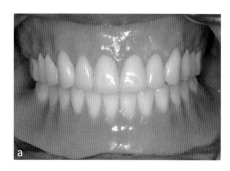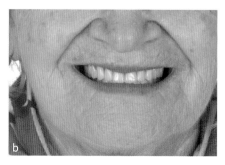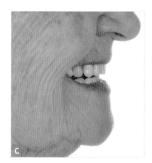

图4a~c 新的义齿，咬合良好，可以提供足够的面部支撑。

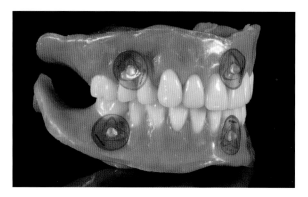

图5 具有放射线阻射标记物的义齿，准备在CBCT上进行双扫描。

回顾患者既往史，其患有轻度心血管疾病和受到控制的2型糖尿病，并且有垂体瘤病史，目前正在被医生监测。向原来的保健医生进行医疗咨询，明确了她的健康状态可以局部麻醉和静脉注射中度镇静下进行手术。她被分为ASA Ⅱ级患者。

最初的全景片显示上颌骨极度萎缩，左右侧后牙区没有牙槽骨，上颌前牙区牙槽骨水平和垂直向重度吸收。双侧上颌窦内清晰，未见任何上颌窦病变（图3）。

我们为患者制作了一副新的过渡义齿，考虑了功能和美学修复参数。例如，重建咬合垂直距离（OVD）、确定良好的咬合功能以及恢复唇部支撑和面部支撑（图4）。

试戴义齿效果得到患者同意后，将放射线阻射标记物置入义齿（图5），随后患者接受了CBCT双扫描。

在coDiagnosticX软件中，以放射线阻射标记物作为参照物，将义齿图像叠加在无牙上颌骨中（图6）。

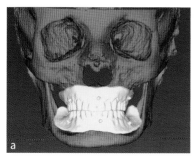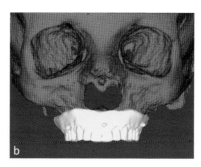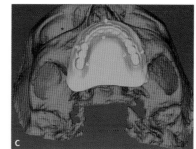

图6a～c （a）双扫描上颌义齿后叠加，在咬合状态下。（b）上颌正面观。（c）上颌殆面观。

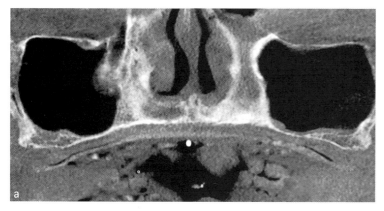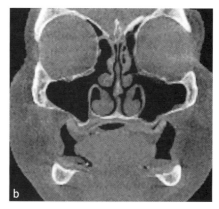

图7a，b （a）CBCT全景切面显示上颌萎缩。（b）CBCT冠状切面显示上颌后部极度萎缩，上颌窦清晰健康，以及颧骨密度、上颌窦侧壁与颧骨的关系。

　　CBCT扫描证实了严重的上颌骨吸收。在尖牙区的远中，上颌后牙区几乎没有牙槽骨。上颌前牙区（双侧尖牙之间）可见重度的骨吸收，在鼻腔下方区域有颊侧凹陷，但仍留存最小宽度的牙槽骨。窦腔清晰，未见任何病理或炎症性疾病的迹象（图7）。

　　使用SAC评估工具对患者进行了全面的风险评估，包括全身风险、外科风险、修复风险和无牙颌美学风险评估（图8）。

　　在全身风险评估中，由于患有糖尿病，她被认为是中风险。不过，她的病情得到了非常好的控制，因此可以在镇静甚至全身麻醉下进行手术。患者的依从性很好，并对治疗有现实的期望，全身健康状态允许接受手术。

　　因为一些高的外科风险，外科分类被认为是高度复杂的。例如，需要植入多颗种植体，且都靠近解剖结构（例如，眼眶、眶下孔、上颌窦、鼻腔、切牙孔和牙槽骨后上方血管复合体）。这种治疗方案需要在这些解剖结构的管理上具备专业知识，通常由口腔和颌面外科医生进行。

　　修复分类被认为是高度复杂的，因为在处理多颗（并且成角度的）种植体以支持完整的牙弓修复时存在工艺风险和机械风险。修复体的体积和牙弓之间的修复空间是合适的，并且选择了常规负荷，而不需要即刻临时修复。所有的美学因素都可以通过计划的修复方案进行管理，因此无牙颌美学风险评估（EERA）被认为是中风险。

　　总体SAC分类被认为是高度复杂的。

　　在仔细分析了所有风险因素，并与患者讨论了替代方案的所有风险和收益后，决定了继续进行四方穿颧植入，对此进行了详细计划并实施。患者被告知，由于需要义齿延伸以获得足够的唇部支撑和面部支撑，覆盖义齿会更适合她。患者接受了由4颗颧种植体支持式杆卡覆盖义齿的方案，以实现提高上颌修复体稳定性的期望。

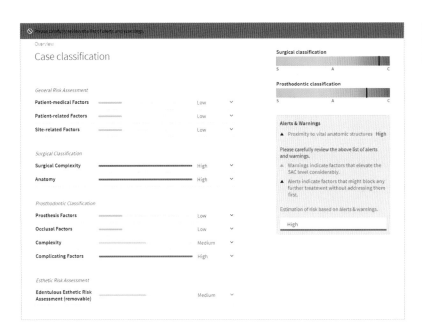

图8 总体治疗分类：无牙颌美学风险=复杂；外科分类=高度复杂；修复分类=高度复杂。

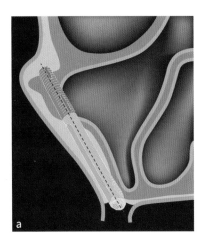
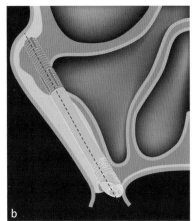

图9a，b （a）ZAGA Ⅲ型，上颌窦外路径。（b）ZAGA Ⅳ型，上颌骨外路径［经Aparicio（2017）许可转载］。

外科计划和过程

使用coDiagnosticX软件进行数字化设计，旨在将颧骨上的最佳种植体固定位置与适当的种植体修复头穿出位置相结合，以实现良好的前后位（AP距）扩展。

解剖结构分类，在前牙区为ZAGA Ⅲ型，在后牙区为ZAGA Ⅳ型（图9）。

这种分类可以在解剖学指导下决定种植体的位置、型号和所使用的外科技术（Aparicio等，2021）。

在后牙区，由于ZAGA Ⅳ型区域适合采用上颌骨外路径技术，因此选择了颈部无螺纹设计的Straumann颧种植体。在数字化计划上检查种植体修复头的正确角度，并使用特制的方向指示器作为参考转移到实际的手术中。

在前牙区，选择了颈部螺纹设计的Straumann颧种植体，因为前牙区牙槽骨颊侧突出形成颊凹，允许种植体颈部完全被骨覆盖。所选择的方法是上颌窦外路径，适合ZAGA Ⅲ型。根据数字化规划确定可能的种植体长度（图10）。

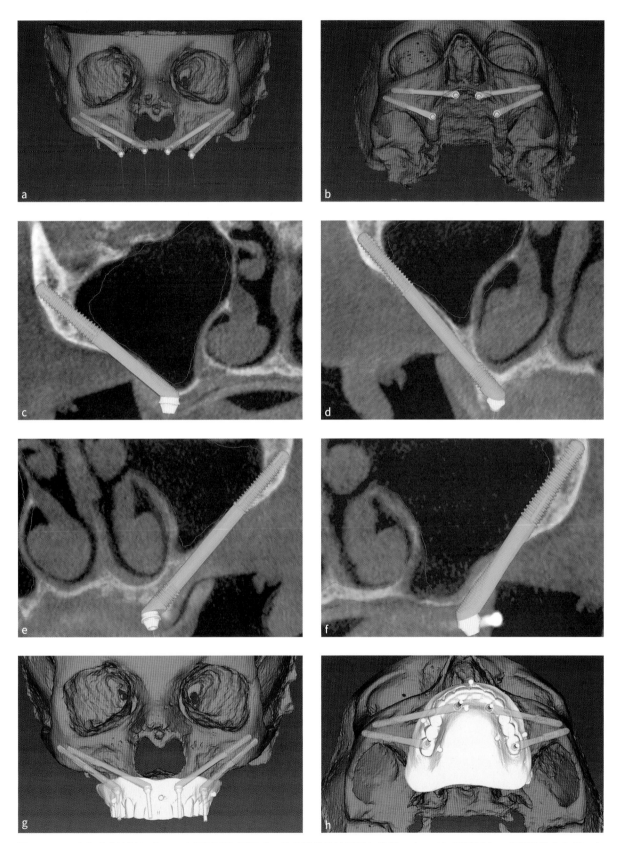

图10a ~ h　虚拟手术计划。（a，b）正面观与下面观。注意种植体的冠根向位置。（c ~ f）虚拟计划，4颗颧种植体位置：上颌右侧后牙区（ZAGA IV型，Straumann无螺纹型），上颌右侧前牙区（ZAGA III型，Straumann螺纹型）、上颌左侧前牙区（ZAGA III型，Straumann螺纹型）、上颌左侧后牙区（ZAGA IV型，Straumann无螺纹型）。（g，h）拟植入种植体与虚拟未来修复体就位的正面观与下面观。

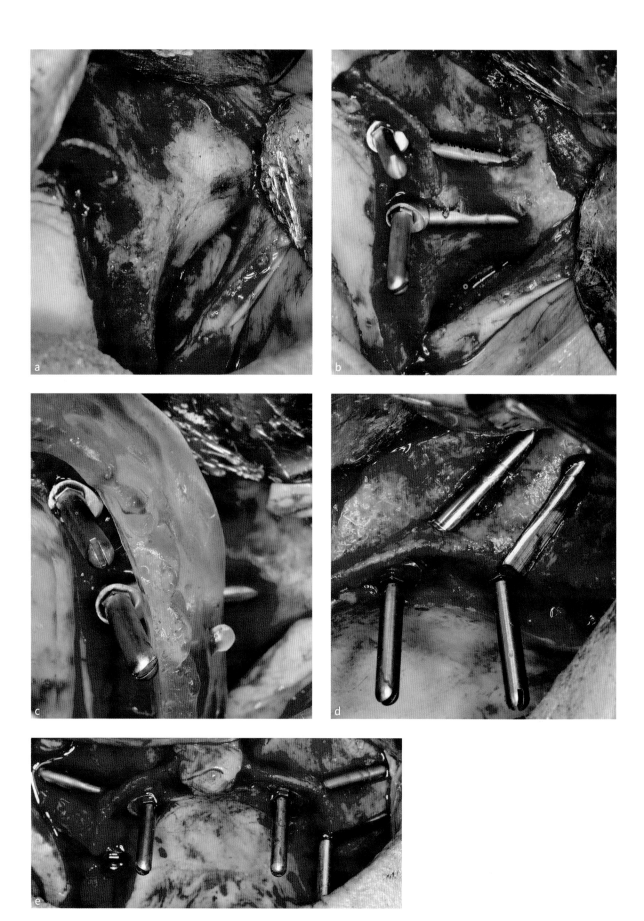

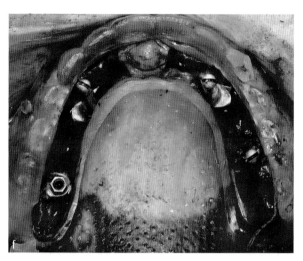
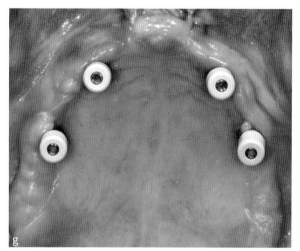

图11a~g （a）术中图像，左侧。注意颧骨后部入口应指向的标记。（b）带种植体植入头的方向指示器：左侧前部和后部种植体。（c）方向指示器和修复模板：左侧前部和后部种植体。（d）种植体就位，方向指示器螺钉固位于种植体植入头：左侧前部，柱状，穿过牙槽嵴；左侧后部，扁平状，穿过上颌窦侧壁。（e）4颗种植体的术中图像，带方向指示器，口内观。（f）𬌗面观：检查与修复模板相关的种植体分布。（g）2个月随访时的𬌗面观。

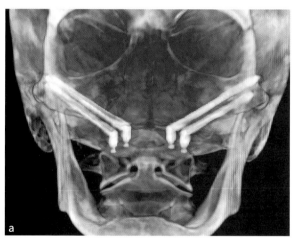
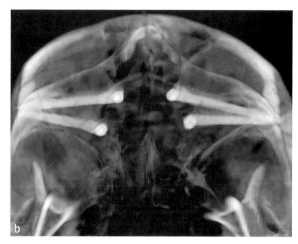

图12a，b （a）术后即刻CBCT，冠状面观。（b）术后即刻CBCT，矢状面观。

外科治疗

种植手术是在手术室中于局部麻醉和适当的静脉镇静下进行的。

为了在手术结束时于种植体颈部和基台周围获得较厚的角化龈，切口在牙槽嵴顶稍偏向腭侧。首先在左侧切开，保留中线处不切开。复制原有义齿作为模板，确定种植体植入位点。然后使用Aparicio（2017）和Aparicio等（2021）所述的技术进行手术备洞。前牙区颧种植体采用上颌窦外路径，后牙区颧种植体采用上颌骨外路径。

上颌左侧后牙区植入1颗40mm长度的Straumann无螺纹型颧种植体，上颌左侧前牙区植入1颗47.5mm长度的Straumann螺纹型颧种植体。上颌右侧前牙区使用了52.5mm长度的种植体，后牙区使用了42mm长度的种植体。手术按计划进行，与设计使用的技术没有任何变化。种植体植入完成后安装Straumann螺钉固位基台（SRA基台），完成缝合，暴露基台，采用非埋入式愈合的方法，不进行即刻负荷。愈合过程中没有特殊情况发生（图11）。

术后CBCT扫描显示种植体实际植入位置（图12）。

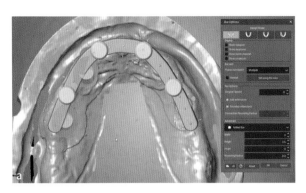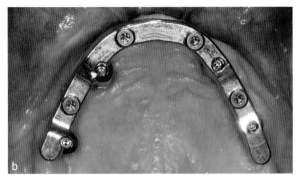

图13a，b （a）杆卡连接种植体的CAD。（b）螺钉固定的种植体杆卡夹板式连接，通过Novaloc基牙固定无腭部基托的上颌覆盖义齿。

在3个月的骨结合期后，制取印模，利用杆卡连接种植体。制作了杆卡支持式的、无腭部基托的覆盖义齿（图13）。

对治疗过程和结果的反思

本病例的治疗方案展示了SAC分类在外科和修复方面都极度复杂的情况。

在处理极度萎缩的上颌骨时，外科医生通常必须在两种可能性之间做出决定：植骨方案还是不植骨方案。

因为没有足够骨量保证种植体同期植入，植骨方案必须通过两个阶段进行外科治疗。除了延长治疗时间和增加成本外，任何骨增量手术都会带来更多与骨移植物相关的风险。考虑到该患者的年龄和身体状况，所有与植骨相关的选择都被排除在外。

不植骨方案可能包括使用短种植体、小直径种植体或二者的组合，不需要倾斜植入。种植体植入需要保证最低限度的骨高度和宽度，使关键位置种植体稳定，从而实现良好的AP分布。

2颗种植体放置在前牙区，2颗种植体沿上颌壁前壁向远中倾斜是另一种可用的不植骨方案。

对于两种方案，种植体都必须使用夹板固定，并且可能需要同时进行骨增量（"少植骨"方法）。如上所述，该患者没有剩余牙槽骨来放置任何类型的种植体。

对于这种情况，剩下的不植骨替代方案是使用4颗颧种植体（四方穿颧技术），种植体固定在颧骨中并向前倾斜，以获得最佳的AP分布。该手术需要外科专家来处理面中份解剖结构复杂的问题，同时也会带来与解剖相关的风险。然而，这项技术有可靠的科学证据，10年后的种植体留存率超过90%。它们可以仅通过一阶段手术完成，甚至可以即刻负荷。

使用最近研发的颧种植体设计和解剖引导的手术方法，为外科医生提供了修复极度萎缩的上颌骨的绝佳工具。然而，在外科和修复SAC分类中，这种病例类型被认为是高度复杂的，需要有经验的外科医生和修复医生以最佳方式执行所有步骤，并处理潜在的并发症。

治疗团队
外科医生：Dr. Waldemar D. Polido
修复医生：Dr. Wei-Shao Lin

5.11 全牙弓种植体支持式修复：固定义齿

5.11.1 下颌牙列缺失：固定义齿

P. CASENTINI

一位59岁女性患者，来到我们诊所进行了一次随访。患者已经完成了牙周病的治疗，并习惯了每4个月到诊所进行1次专业口腔卫生检查。患者在12年前进行了下颌晚期牙周炎的治疗。治疗包括了利用根管治疗和金属全冠来保留双侧第一、第二磨牙。余牙保留无望，拔除后使用局部可摘义齿来替换缺失牙，义齿利用磨牙上的固位结构固定。在上颌，牙周治疗使患者能够保留前牙，而3颗后牙被种植体支持式修复体替代，从而保持稳定的咬合。

在随访期间，下颌第一磨牙的牙冠下方被诊断有根面龋。

尽管患者对之前的可摘义齿感到满意，但她表示如果使用种植体支持式固定义齿修复下颌缺牙符合她的预算，她希望评估这种选择的可行性。

患者无磨牙症病史，没有服用任何药物，也不吸烟，全身健康状态良好。

临床检查和影像学检查

口外观可以看到，患者在微笑时下颌牙的暴露有限，她的面型正常，口外组织的支撑足够。

在口内检查中，可以确认下颌第一磨牙的牙根和分叉区域存在龋坏，使这颗牙保留无望。

局部可摘义齿包括双侧第一前磨牙之间的8颗牙齿；咬合被认为是规则的，上下颌牙弓之间接触正常。可摘义齿上的树脂牙和上颌牙齿之间没有明显的磨损迹象。

在缺牙区，明显可见一定程度的垂直萎缩，颌间距离增大。然而，下颌磨牙的保留有助于保持稳定的垂直距离和咬合关系。

缺牙区的触诊可以发现，下方骨嵴轮廓规则，不存在锐利的边缘。牙龈仍然保有一条狭窄的角化龈带。

余留牙的牙周状况表现出一定程度的牙龈退缩，但情况稳定，探诊无病理表现或出血。上颌种植体支持式牙冠也显示种植体周组织健康（图1a，b）。

全景片证实此前制作全冠的磨牙下方存在龋齿，并显示剩余牙槽嵴有一定高度，且骨密度正常（图1c）。颏孔无法清晰辨认。

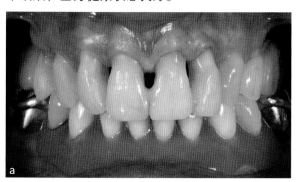
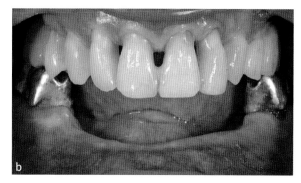
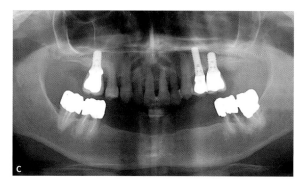

图1a～c 该患者佩戴和不佩戴可摘义齿的口内观以及全景片。

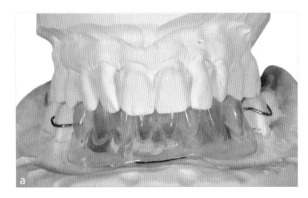
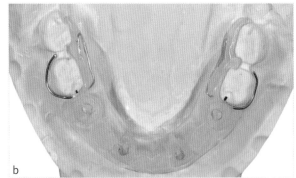
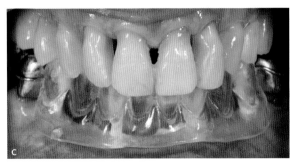

图2a～c　诊断导板在模型上以及戴入口内。

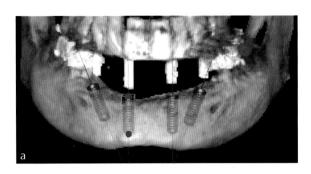
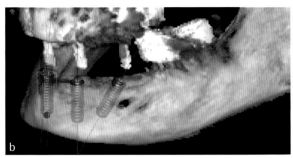
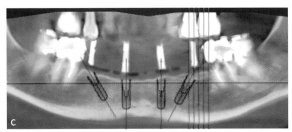

图3a～c　下颌的虚拟3D重建和种植体模拟植入。

诊断计划

为了评估缺牙区骨量和种植体植入的可行性，必须进行3D影像学检查。在制取印模并用蜡型确认咬合后，牙科技师制作了一个树脂诊断导板，在侧切牙和第一前磨牙的位置共具有4个放射线阻射标记物，且保持了与可摘义齿相同的咬合排列。诊断导板通过金属固位臂保持稳定。导板试戴完成后，进行CBCT扫描（图2）。

CBCT显示剩余牙槽嵴有足够的宽度；颏孔位于相对近中和外侧的区域。

根据目前的解剖情况，使用传统方式将种植体放置在前磨牙位置是不可能的。

然而，如果在远中倾斜植入种植体，则有可能使种植体从更为远中的位置（即，远中放射线阻射标志物的位置）穿出。

使用规划软件模拟种植体植入位置（图3）。

图4 总体治疗风险：无牙颌美学风险=低；
外科分类=高度复杂；修复分类=高度复杂。

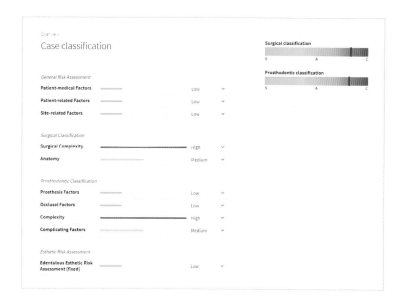

治疗风险概况

使用SAC风险评估工具评估治疗风险，以确定特定的种植外科风险和修复风险因素（图4）。

在本病例中，美学风险被评估为低风险，因为当患者微笑时，治疗区域仅部分可见。从美学角度来看，唯一的关键因素是需要制作一个包括粉红色牙龈修复材料的弓形修复体，以便为下唇提供足够的支撑，并允许以合适的长度排牙。

从美学角度来看，患者的期望被认为是现实的。

第一个，也是主要的外科风险因素表现为颏神经的出口过于表浅。完成多颗种植体的正确三维位置植入需要暴露颏神经并在它附近进行手术操作。远中倾斜植入的种植窝洞预备还需要直视颏孔并进行角度控制。

第二个外科风险因素是角化龈带宽度减少，应在手术瓣的颊侧和舌侧之间准确划分；再次强调，这要求精确的切口和黏骨膜瓣的精细剥离。

最后，在即刻负荷的情况下可能涉及的第三个外科风险因素是需要在复杂的解剖情况下实现种植体的初始稳定性和"以修复为导向"的正确种植体位置。还应考虑到多种修复风险因素。一个风险因素是需要利用修复体对软组织进行一定量的补偿，以便为下唇提供足够的支撑。

未来的重建将完全参与咬合，因为与对颌牙弓的接触将完全由重建的修复体提供，需要重建合适的咬合。

另一个风险因素是需要从修复角度来管理倾斜植入的种植体，因为这种治疗需要对特定的专业修复部件有足够的知识和合理的使用。

最后，一个非常重要的修复风险因素与负荷方案有关。从理论上讲，即刻负荷将是本病例的首选，因为可摘临时义齿的使用很困难，会让患者感到不适，并且在骨结合形成阶段会增加种植体失败的风险。另外，即刻负荷方案对临床医生和牙科技工室所需的修复技术要求也更高。

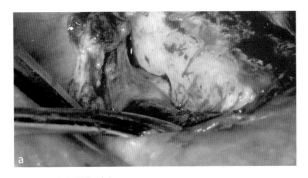

图5a，b 暴露颏神经。

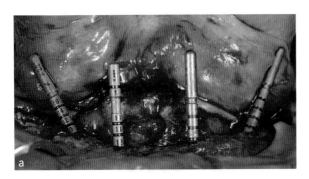

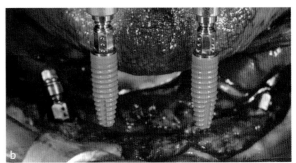

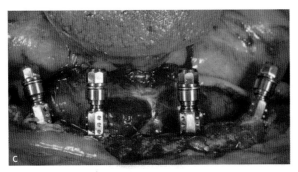

图6a～c 种植体备洞和植入的不同阶段。

治疗计划

结合临床检查和影像学检查，提出了以下治疗方案：

- 拔除第一磨牙，并在双侧下颌颏孔之间放置4颗种植体。
- 在初始稳定性足够的情况下，立即使用最终钛支架树脂饰面固定修复体对种植体进行即刻负荷。
- 如果初始稳定性不足，在骨结合形成阶段将旧的局部可摘义齿进行修改，并用软衬材料重新充填。在这种情况下，12周后将进行最终修复。

患者同意了我们建议的治疗方案，并签署书面知情同意书。

外科治疗

下颌第一磨牙拔除和种植体植入手术，包括即刻负荷的印模制取，都是在局部麻醉，以及麻醉医生的协助下，结合静脉镇静进行的。

拔除第一磨牙后，翻瓣，将颊侧瓣和舌侧瓣之间剩余的角质牙龈带分开。

第二磨牙虽然与对颌牙弓之间没有咬合接触，但也暂时保留，便于即刻负荷的颌位关系转移程序。推迟第二磨牙的拔除时间，计划在第二阶段进行。

暴露颏孔，并预备种植窝洞（图5）。

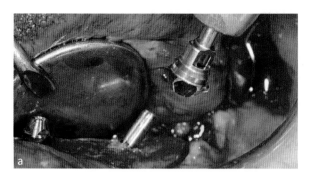

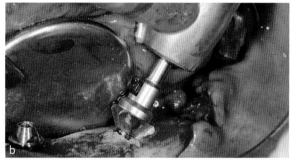

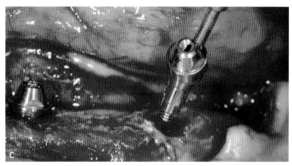

图7a ~ c 在远中种植体处使用骨成型钻，以便SRA基台正确就位。

　　远中种植窝洞在直接可视颏孔情况下预备，以更理想地控制种植体相对于神经的位置和角度。远中种植体选择的倾斜角度约为30°（图6a）。

　　选择了4颗BLT种植体（4.1mm×12mm），并实现了高度的初始稳定性，植入扭矩>35N·cm（图6b，c）。

　　考虑到负荷方案，采用了具有亲水表面的种植体（SLActive）来缩短骨结合时间。

即刻负荷修复阶段

　　由于种植体获得了合适的初始稳定性，因此确认使用即刻负荷方案，并即刻将4个钛SRA基台安装在种植体上，并以35N·cm的扭矩拧紧。基台高度的选择考虑了软组织厚度。前牙区种植体选择了2个直基台，远中种植体选择了2个30°角度基台。在远中种植体处使用特定的骨成型钻，为正确安装基台提供足够的空间（图7）。

　　SRA基台就位后，将钛基底连接到SRA基台上，并用6-0可吸收缝线（Vicryl）缝合黏骨膜瓣。

　　在用橡皮障隔离软组织后，随后将诊断导板改为树脂转移支架以获得种植体位置，并仍然在第二磨牙处利用金属固位臂固位。使用自凝树脂将钛基底连接到转移模板上。这个引导转移程序允许仅通过一个步骤完成种植体位置和咬合记录（图8）。

　　引导转移程序后，将聚醚醚酮（PEEK）保护帽放置在SRA基台上，以避免软组织覆盖（图9）。转移出的下颌种植体位置和咬合记录立即被送往牙科技工室。

　　术后药物使用方案包括使用6天的抗生素（阿莫西林+克拉维酸，1g/12小时），2周0.2%氯己定漱口液和600mg布洛芬止痛。建议患者2周内避免在手术区域刷牙。

　　在2天后预约进行固定修复重建。

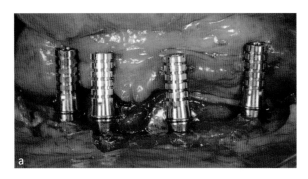
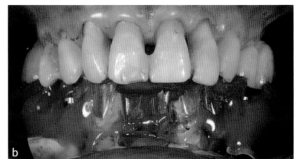
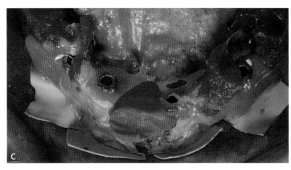
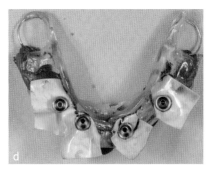

图8a~d　用螺钉固定在SRA上的钛基底。采用引导转移程序来确定种植体植入位置和牙间咬合关系。

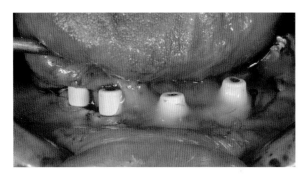

图9　安装PEEK保护帽。

牙科技工室程序

　　牙科技师将SRA基台替代体连接到转移支架上，并修改下颌模型以容纳修复体转移支架。

　　在该过程结束时，他获得了下颌模型，包括SRA基台的准确位置，并与对颌牙弓有正确的颌位关系（图10）。

　　后来，通过激光熔附程序获得了一个螺钉固定的个性化钛支架，该支架可以与原厂钛基底连接。随后用牙色和粉红色复合树脂对钛支架进行修饰。整个牙科技工室程序需要48小时，在这段时间之后，最终的重建修复体准备交付给患者（图11）。

固定修复体交付

　　2天后，术后过程正常，患者表现出中度肿胀。患者每天服用2片布洛芬，能够完全控制疼痛。软组织在2天的愈合期后表现出正常状态，缝线仍在原位。

　　用0.2%氯己定溶液轻轻冲洗创口，取下PEEK保护帽。将固定修复体放置在SRA基台上，轻轻拧紧固位螺钉，以验证是否被动就位。避免了对软组织的过度压迫，且患者未报告任何不适（图12）。

　　仔细检查了咬合情况，只需要进行很小的调整。

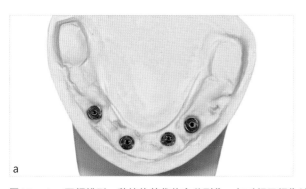
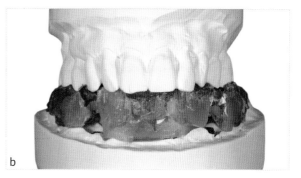

图10a，b 下颌模型，种植体替代体安装到位，与对颌牙颌位关系配对。

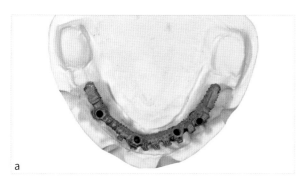
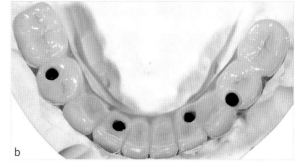

图11a，b 模型上的钛支架与最终修复体。

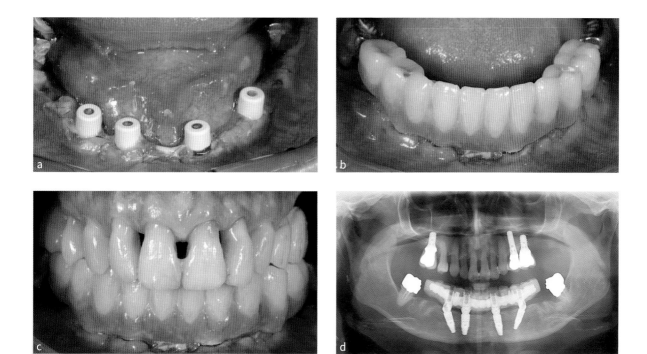

图12a ~ d 术后2天进行最终固定修复体重建，并拍摄X线片确认就位。

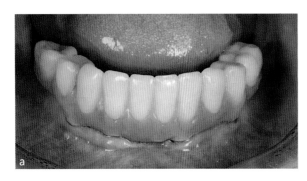
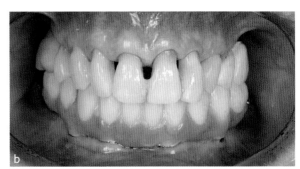
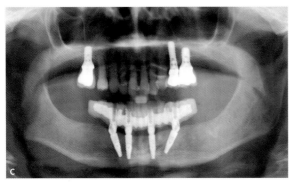

图13a～c　5年临床和影像学随访。

在患者认可修复重建的美学外观后，以15N·cm的扭矩拧紧螺钉。

全景片证实了全牙弓修复体的精准就位。

随后，用Teflon胶带和临时充填材料封闭维修孔。

建议患者在6周内吃软食，并计划在2周后拆除缝线。

拆线后，向患者提供了具体的卫生说明，特别是建议使用牙缝刷和牙线。

2个月后，取下种植体支持式重建修复体，在确认种植体骨结合形成后重新连接。软组织轮廓无明显变化，无须对粉色边缘进行重衬。

再次用Teflon胶带充填维修孔，并用流动复合树脂密封。

患者表示自己对治疗效果完全满意，并报告咀嚼能力和总体生活质量显著改善。

随访

考虑到患者对牙周病的易感性，持续为患者进行每4个月1次的专业口腔卫生回访。患者始终表现出高标准的口腔维护。随访期间，天然牙和种植体部位未记录到牙周探诊深度增加或探诊出血。

5年后，固定重建修复体的𬌗面没有明显磨损。

5年后，对照X线片显示种植体周骨水平稳定。

患者确认治疗完全满足她对美学和功能的期待，并且她能够轻松清洁治疗区域，没有任何不适（图13）。

讨论

利用最终修复体进行无牙颌种植即刻负荷不是常规临床程序，只有在特定条件下才能应用。尤其是要有稳定的咬合，这是必要条件。

种植体的最佳初始稳定性以及明确的修复和技工方案也是基本要求。

本方案的具体限制如下：

- 由于只会使用最终修复体，而不会使用临时修复体，因此技工室制作的程序中，患者将保持无牙状态，这需要48小时。
- 在48小时内不可能制作出金属－陶瓷支架修复体。因此只有当计划的最终修复体是金属（钛）支架和复合树脂饰面修复，才可以应用此方案。
- 如果软组织在愈合过程中发生显著重塑，则几个月后可能需要对粉红色凸缘进行重衬。

另外，这种方法也带来了各种不同的好处：

- 治疗时间和手术时间可以显著减少，因为整个过程基本上只需要一次诊断、一次外科－修复程序和一次最终修复体重塑。
- 种植体植入后48小时戴上最终修复体。
- 不使用可摘或固定的临时修复体。
- 不需要CAD/CAM程序，修复材料为钛和复合树脂。同时，固定修复体和SRA基台之间的精确连接通过使用原厂钛基底得到保证。

- 考虑到上述所有方面，以这种方式进行重建，成本可以显著降低，使即使是预算有限的患者也可以接受这种治疗。
- SRA基台在种植体植入后，立即拧紧至35N·cm，且从未与种植体断开连接；这个程序应该可以避免种植体颈部周围的骨吸收。
- 根据笔者的经验，如果应用了正确的手术和修复方案，方案的可预期性非常高，它允许以合理的成本为更多的患者提供固定修复的口腔重建。

基于这些考量和许多病例成功治疗的经验，本病例所提出的治疗方案可以作为治疗牙列缺失患者的进一步选择。

治疗团队

外科和修复医生：Dr. Paolo Casentini
技师：Alessandro Giacometti

5.11.2 上下颌牙列缺失：种植体支持式全口全瓷固定义齿

D. MORTON, WS. LIN, W. D. POLIDO

一位56岁男性患者，因牙齿状态持续恶化对我们提出治疗要求。他的主诉包括无法正常的咀嚼和微笑。他表示不好意思进行社交，理解自己应对自己的口腔状况负有责任，并且非常积极地让情况变得更好。患者曾看过口腔全科医生，由于治疗方案复杂，已经开始接受治疗。

回顾患者既往史，未发现影响常规手术及修复治疗的因素。患者自述无过敏史，也没有常规使用药物；同时，他的医疗服务提供者安排他定期体检，并禁止吸烟、饮酒或任何娱乐性药物。口外检查显示出适当的唇部活动度、发音和健康。患者在下颌处于息止状态和功能运动时都能适度地露出上颌和下颌牙齿（图1）。

他缺失的牙齿和不协调的咬合平面在讲话及微笑时都很明显。患者表现出短到中等的上唇长度。在讲话以及吞咽时，他的唇部运动都表现松弛无张力。治疗前的全景片显示没有相关疾病的证据，显示牙齿缺失、咬合平面不协调、牙周炎和龋齿。缺牙区牙槽嵴似乎具有足够的高度（图2）。

口内检查显示牙列情况不佳。龋齿在所有余留牙中都很明显，现有的许多修复体折裂或不美观。他的口腔卫生也被评估为很差（图3）。

患者强烈希望把剩下的牙齿拔掉。他被介绍了几种治疗选择，包括牙周治疗后用种植体支持式固定修复体或局部可摘义齿修复缺失牙。其他治疗选择是拔牙后使用种植体支持式覆盖义齿与种植体支持式的金属–树脂或全瓷固定义齿。

治疗风险评估

使用SAC风险评估工具评估外科、修复和美学风险因素，并确定与所选治疗方案相关的风险。对于上颌，外科和修复分类都被认为是高度复杂的，风险评估基于警报且警告程度很高（图4）。

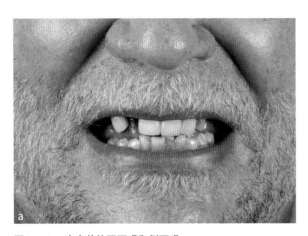
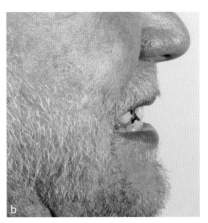

图1a，b 治疗前的正面观和侧面观。

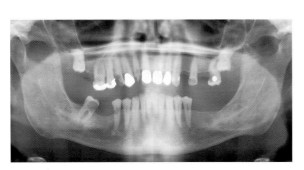

图2 治疗前全景片。

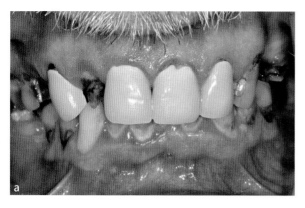
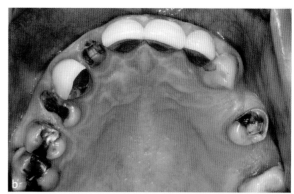
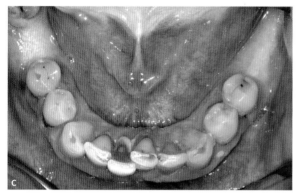
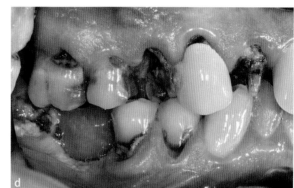
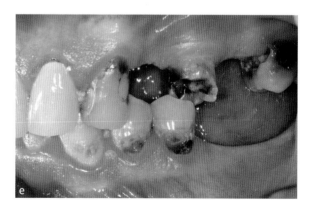

图3a ~ e　治疗前口内观。

对于下颌，SAC分类也被认为是高度复杂的，风险评估很高（图5）。

　　患者的全身风险评估被认为是有利的，风险较低。他没有出现相关的医疗问题，也没有服用药物史，没有放射治疗史，病史记录是完整的。尽管他对于未来口腔健康的承诺很坚定，目前表现出的是糟糕的口腔卫生习惯。在治疗开始前患者表现出了良好的依从性，并且他的期望值很现实。他在张口或下颌运动方面通常没有任何受限的表现，有充足的空间进行上颌和下颌手术。影

像学评估（包括CBCT）未发现任何病理问题，除之前的拔牙外，他也没有其他手术史，这可以被称为没有特殊情况。

　　对于上颌，外科分类被认为是高风险，在并发症方面，特别是考虑到外科复杂性。上颌所选择的治疗顺序包括拔牙和种植体植入前8 ~ 12周的愈合期。CBCT评估发现前牙唇侧骨体积不足，因此他不符合即刻种植的标准。早期在上颌骨植入种植体并进行可能的唇侧骨增量被认为是中风险。由于种植体植入三维位置的重要性，放

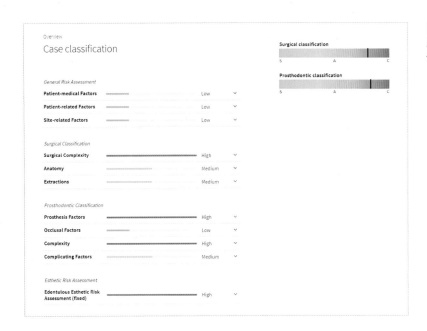

图4 上颌总体治疗风险：无牙颌美学风险=高；外科分类=复杂到高度复杂；修复分类=复杂到高度复杂。

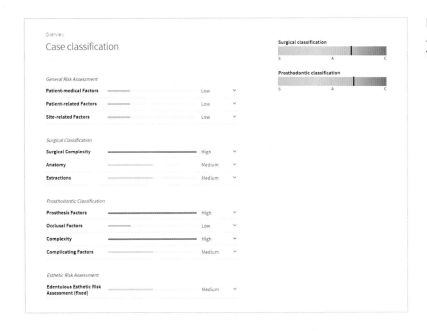

图5 下颌总体治疗风险：无牙颌美学风险=中；外科分类=复杂到高度复杂；修复分类=复杂到高度复杂。

置2颗以上种植体来用于支持固定修复体被认为是高风险。患者的解剖评估得出并发症风险较低，拔牙也是如此。

根据修复相关因素的评估，上颌治疗的修复分类被认为是低风险。修复体的修复空间似乎是足够的，颌间距离也很合适。此外，剩余牙槽嵴形态是有利的。在计划的咬合重建中加入引导会增加咬合因素相关的风险，即使是在个性化方案可行，并且没有副功能的情况下。治疗的复杂性也属于高风险。需要一个临时支撑组织的全口可摘义齿，以及一个螺钉固定的、连接2颗以上种植体的种植体支持式临时修复体，都增加了治疗的风险。所选择的早期负荷方案被认为是低风险。各种并发症因素，包括修复体外部轮廓以及生物学、工艺和机械因素，同样被认为是低风险。

上颌牙列缺失和计划采用的固定修复体的美学风险评估被认为是高风险。尽管可以通过义齿获得面部支撑和唇部支撑，使美学风险看似较低，但相对较短的上唇和较宽的颊廓将美学风险提升到了较高级别。笑线和下颌关系被认为是对美学效果有利的。

对于下颌，外科风险分级被认为是高风险。这主要是考虑到即刻种植方案的结果。同时对小缺损进行同期骨增量的可能性被认为是中风险。计划植入2颗以上的种植体来支持固定修复体被认为是高风险。目前的解剖情况被认为是低风险，而与拔牙相关的因素被认为是中风险。

修复风险分级包括4个子分类。由于足够的修复空间和有利的牙槽嵴特征，与修复体相关的因素被认为是低风险。需要制订包括引导在内的咬合方案将咬合因素提高到高风险。治疗过程的复杂性也被认为是高风险，因为需要种植体的支持固定临时修复体，这要连接2颗以上的种植体，以及采用的是即刻种植即刻负荷方案。并发症因素被认为是高风险，因为需要制作后牙短悬臂，可能的机械和工艺并发症通常与之有关。

尽管总体无牙颌美学风险被认为很高，但下颌治疗对于美学的意义被认为不如上颌重要。下颌相关的美学风险被认为较低，包括通过牙齿获得良好的面部支撑和唇部支撑，微笑时没有上颌牙槽嵴的暴露，以及良好的上下颌关系。考虑到并发症的可能性，患者较宽的颊廓被认为是高风险。

治疗计划和临床过程

患者没有治疗的医学禁忌证。他富有主见，并考虑了所有提供给他的治疗方案。患者同意拔除牙齿，并在每个牙弓中植入4颗种植体，以支持固定的跨牙弓氧化锆修复体。他决定了自己的治疗顺序。第一阶段的治疗包括拔除上颌牙齿并提供即刻的临时全口可摘义齿。

经过8周的愈合期后，获得数字化的CBCT数据，并完成数字化诊断蜡型，帮助获得上颌和下颌的"以修复为导向"的种植方案。诊断蜡型确定了模拟的牙齿位置，并确认了每个牙弓都有足够的修复空间用于安装固定全瓷修复体。根据模拟的牙齿位置和所需的修复空间，确定了上颌（Straumann骨水平种植体）和下颌（Straumann软组织水平种植体）4颗种植体的三维位置。

上颌决定植入骨水平种植体，在后牙区，远中种植体倾斜植入。种植体将按照早期种植和早期负荷方案进行植入和负荷。而在下颌，计划在拔牙和少量截骨后沿牙长轴方向即刻植入软组织水平种植体（图6）。计划在植入后立即安装螺钉固位的临时修复体。

制作上颌和下颌临时修复体，准备在将来口内固定到临时基台上。制作了用于剩余牙槽嵴截骨（下颌）、引导种植体植入（上颌和下颌）和临时修复体定位的导板。

在导板引导下植入4颗上颌种植体，并让种植体在8周内不受干扰地愈合。然后，对下颌进行手术治疗。拔除下颌牙齿并安装截骨导板（图7）。

去掉多余的牙槽骨后安装种植导板（图8）。然后，植入下颌种植体（图9）。在手术过程中，由于种植体初始稳定性不够，计划植入到下颌左侧第二前磨牙位点的种植体改为植入到第一前磨牙位点。在植入所有种植体后，去掉导板，并验证种植体的初始稳定性。

将临时基台安装到下颌种植体上，并利用截骨导板和对颌临时全口义齿的引导定位临时修复体（图10）。然后，将每个临时基台利用自凝甲基丙烯酸甲酯树脂连接到临时修复体。之后，取下下颌临时修复体和截骨导板，在临时修复完成并交付之前将二者分离。

下颌骨种植体的愈合情况良好，患者对义齿的美观和功能感到满意。患者在2周后返回进行随访（图11）。

取下上颌种植体上的愈合基台，安装SRA基台并使扭矩达到35N·cm（图12）。在每个SRA基台上安装临时钛基底，并用橡皮障保护软组织。将预成的上颌临时修复体放置在临时基台

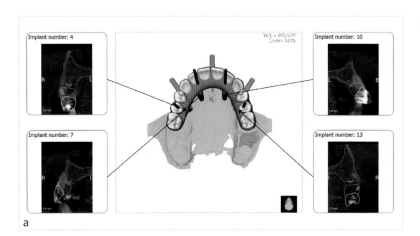

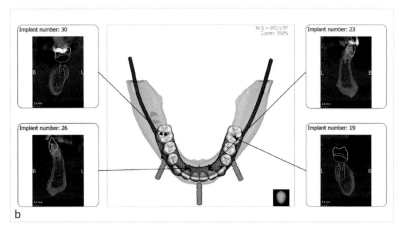

图6a，b 种植计划。

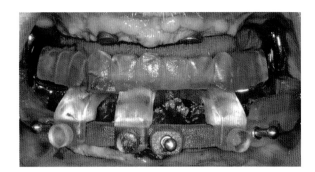

图7 下颌牙齿拔除与截骨导板定位。

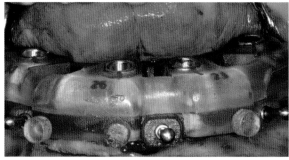

图8 引导种植体植入的导板。

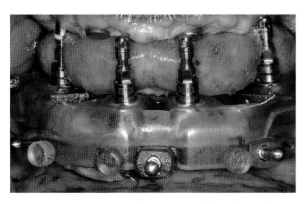

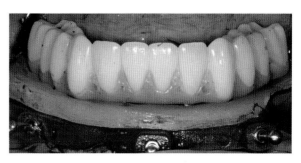

图10 定位下颌临时修复体，并引导转移模型。

图9 导板引导下植入下颌种植体，在将左侧远中种植体从第二前磨牙定位到第一前磨牙重新植入之前。

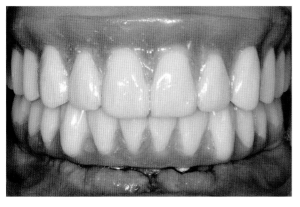

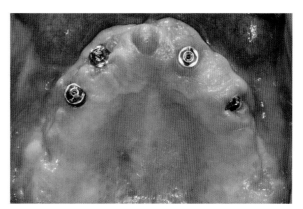

图11 2周后随访。下颌固定临时修复和上颌临时全口义齿。

图12 上颌SRA基台。

上，并使用自凝甲基丙烯酸甲酯树脂依次连接。上颌临时修复体的位置通过与下颌临时修复体咬合确认后，允许甲基丙烯酸甲酯树脂在每个基台周围聚合。取下通过引导完成连接后的上颌临时修复体，体外完成制作并交付口内安装。之后对咬合进行了精细调整，确认患者对美学满意（图13）。

患者在4周后返回进行评估。他对义齿的功能或美学没有任何疑问，对治疗效果完全满意。他表现出良好的口腔卫生，仍然能很好地保证对

于治疗的承诺。口内扫描临时修复体并进行数字化颌位关系和电子面弓记录。然后，将临时修复体从上下颌牙弓上取下并安装扫描杆（图14）。对上下颌牙弓进行口内扫描（数字化印模）。打印上颌和下颌模型并定位替代体（图15）。使用临时修复体、面弓和咬合记录（图16）把模型安放于𬌗架上。并与扫描打印的临时修复体模型进行交叉连接验证（图17）。

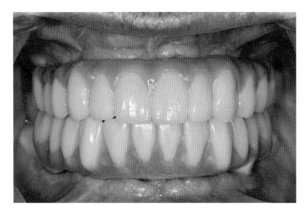

图13　螺钉固定上颌和下颌临时修复体的正面观。

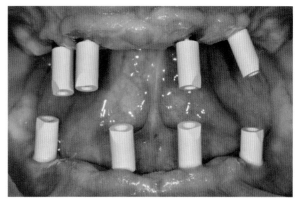

图14　安装扫描杆（印模帽）到位。

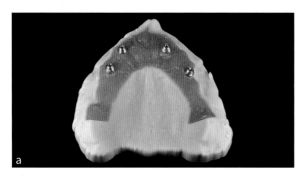

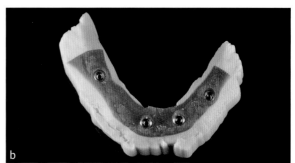

图15a，b　打印完成的上颌（a）和下颌（b）模型。

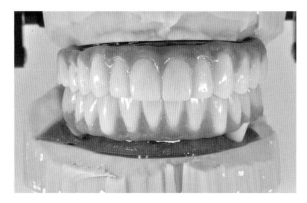

图16　临时修复体上殆架。

复合材料支架经过数字化设计和制作，以便于制作验证模型，最后，将在其上进行最终修复体与基台的粘固。安装印模帽并定位到复合材料支架（图18）。定位基台（上颌）和种植体（下颌）替代体，并将验证后的模型倒入Ⅳ型牙科石膏中（图19）。然后，将临时修复体重新安装到患者口内。

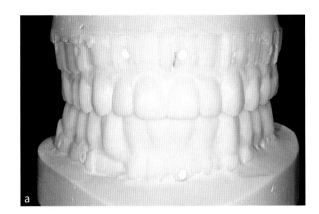
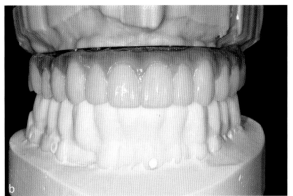
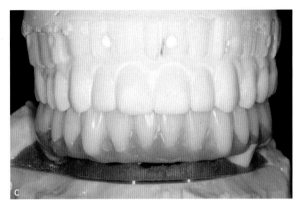

图17a～c　殆架交叉验证复制的临时修复体。

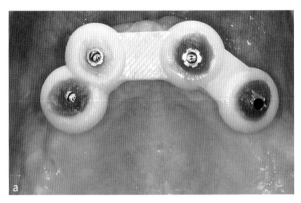
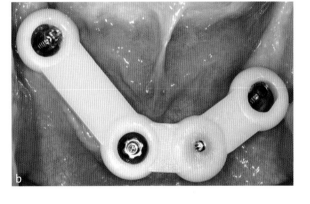

图18a，b　上颌（a）和下颌（b）利用验证支架取模。

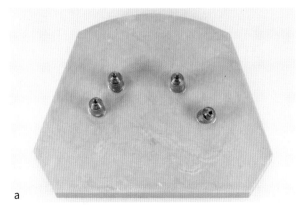
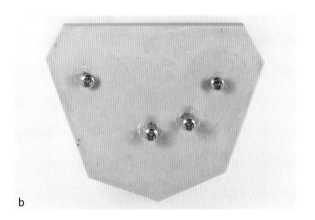

图19a，b　上颌（a）和下颌（b）验证完成后的模型。

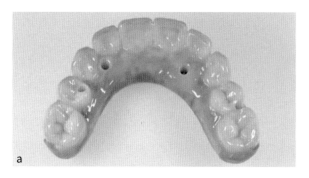

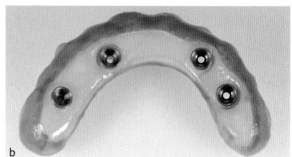

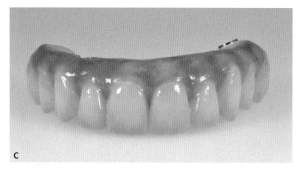

图20a~c 最终的上颌修复体。

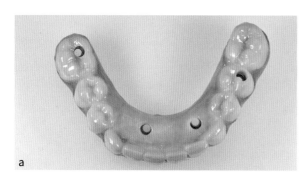

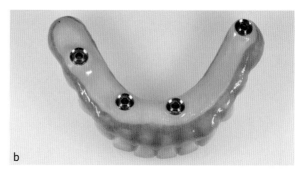

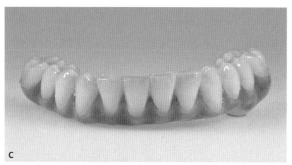

图21a~c 最终的下颌修复体。

上颌（图20）和下颌（图21）氧化锆固定修复体在牙科技工室中设计、切削和表面修饰。将氧化锆修复体安装到验证模型基台上，清洁并最终完成。最终的修复体被交付给患者。

在取下上颌临时修复体后，确认了SRA基台的扭矩。在患者进行美学和语音评估前，对上颌修复体进行试戴，并确认其为临床被动就位。接着，确认义齿容易清洁且与软组织适应良好。然

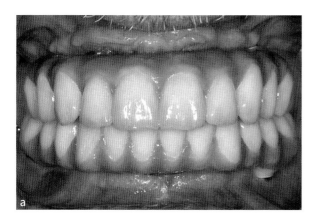

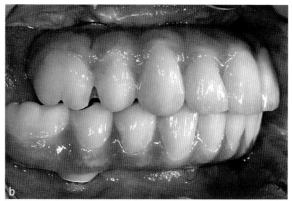

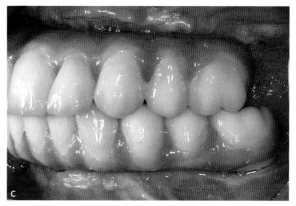

图22a~c 最终的上颌和下颌修复体戴入口内。

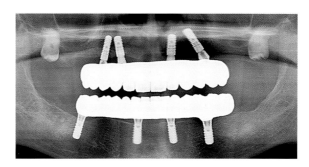

图23 戴牙即刻全景片。

后取下下颌临时修复体并安装最终修复体。临床被动就位、组织适应性和可清洁性也确认良好。仔细评估了咬合情况，并根据指示进行了轻微调整，接着取下修复体，并高度抛光了调整过的微小部分。然后交付最终修复体给患者。将上颌修复体固位螺钉拧紧至20N·cm，将下颌基台螺钉拧紧至35N·cm，并封闭维修孔（图22）。拍摄了戴牙即刻全景片（图23）。

患者表示对治疗效果完全满意，没有出现功能、机械或工艺并发症。他对美学效果非常满意（图24）。他承诺第一年每3个月进行1次口腔维护，之后每6个月进行1次口腔维护。

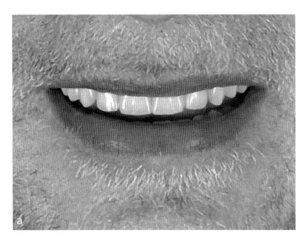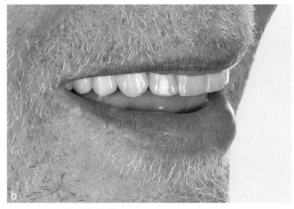

图24a，b　最终修复效果。

对治疗过程和结果的反思

下颌治疗计划包括即刻种植和即刻临时修复。选择软组织水平种植体是因为其生物力学优越性，并且因为每颗种植体的大部分将放置在健康的牙槽骨中，超出了拔牙窝的范围。锥形（BLX）或根部锥形（BLT）种植体被认为在获得高初始稳定性以及即刻种植中具备优势。如果本病例解剖条件不是这么理想，则应考虑使用锥形种植体。一种将锥形骨内植入部分与抛光颈部相结合的新型种植体（TLX），可能是此类治疗的未来选择。

口内扫描（数字化印模）仍然存在争议，在无牙颌中应用时的精确性可能受到限制。这可能是软组织捕获不一致以及种植体在牙弓中的相对位置关系不准确的结果。复合材料支架是数字化设计和制作的，作为患者治疗过程展示的一部分。该支架不是用于验证现有模型的精确性。相反，它是用于在口内引导就位到基台上并确认为是否被动就位，确认后再制作模型，使最终的氧化锆修复体在模型上粘固后可以被动就位。笔者认为，这一过程可能有助于克服现阶段数字化印模工作流程不精确的问题，但仍需要更多的研究支持。

最后，种植体支持式临时修复体仍然是复杂种植治疗的关键。临时修复体作为患者和治疗团队沟通的蓝本，有助于实现美学和功能目标。更重要的是，应尽量减少最终氧化锆修复体的临床调整。除了耗时外，调整氧化锆还会导致表面缺陷，使临床使用寿命降低。本报告中的临时修复体令人印象深刻，并用作技工室参考，以帮助设计和精细调整最终修复体。

致谢

感谢我们的合作技工室Bart Hyde先生的技术和贡献。

第6章: 总结

A. DAWSON, W. MARTIN, W. D. POLIDO

2009年初版的《牙种植学的SAC分类》旨在满足人们对已有口腔种植风险管理工具不满的需求。而这一目标得到了实现，SAC分类在口腔种植领域内获得了广泛认可。后来开发的在线SAC评估工具进一步简化了流程，使临床医生能够轻松地评估自己的病例。

10多年后，SAC分类仍然能够满足这一需求。随着时间的推移，以及种植牙方法和技术的进一步发展，也预示着是时候对分类进行更新了。然而，鉴于SAC分类的成功及对其的广泛认可，此综述的目标是对评估系统进行更新，同时保持与初版的一致性。本书和在线评估工具的作用发生了逆转——此综述的主要目的是更新在线工具。本出版物旨在通过详细说明更新背后的原因来支持在线工具。

新的SAC评估工具现在可以有更多的临床应用，并为它评估的病例提供一个个性化的分类结果。这应有助于临床医生：

- 识别与病例相关的所有潜在风险，并将这些风险告知患者，作为知情同意的一部分。
- 根据治疗注意事项选择合适的病例，或为其所有或部分治疗安排适当的转诊。

从最广泛的意义上讲，SAC分类系统仍然是一个实用和现代的体系，可以帮助临床医生以循序渐进的方式提高技能，同时帮助教育培训者制订牙种植培训计划。

第7章： 参考文献

Aarup-Kristensen S, Hansen CR, Forner L, Brink C, Eriksen JG, Johansen J. Osteoradionecrosis of the mandible after radiotherapy for head and neck cancer: Risk factors and dose-volume correlations, Acta Oncologica 2019;58(10)1373–1377.

Abrams L. Augmentation of the deformed residual edentulous ridge for fixed prosthesis. Compend Contin Educ Gen Dent 1980;1: 205–213.

Aparicio C. Zygomatic Implants: The Anatomy Guided Approach. Berlin: Quintessence, 2017.

Aparicio C, Polido WD, Zarrinkelk HM. The zygoma anatomy-guided approach for placement of zygomatic implants. Atlas Oral Maxillofac Surg Clin North Am 2021;29(2):203–231.

Aparicio C, Polido WD, Chow J, David L, Davo R, Moraes ED, Fibishenko A, Ando M, Mclellan G, Nicolopoulos C, Pikos M, Zarrinkelk H, Balshi T, Peñarrocha M. Identification of the pathway and appropriate use of four zygomatic implants in the atrophic maxilla: A cross-sectional study. Int J Oral Maxillofac Implants 2021;36(4):807–817.

Beer GM, Manestar M. Prevalence of transverse upper labial crease. Eur J Plast Surg 2017;40:401–406.

Belser UC, Buser D, Hess D, Schmid B, Bernard JP, Lang NP. Aesthetic implant restorations in partially edentulous patients – a critical appraisal. Periodontol 2000 1998;17: 132–150.

Benic GI, Hämmerle CH. Horizontal bone augmentation by means of guided bone regeneration. Periodontol 2000 2014;66:13–40.

Blanco J, Carral C, Argibay O, Liñares A. Implant placement in fresh extraction sockets. Periodontol 2000 2019;79: 151–167.

Buser D, von Arx T. Surgical procedures in partially edentulous patients with ITI implants. Clin Oral Implants Res 2000;11(suppl 1): 83–100.

Buser D, Chappuis V, Belser UC, Chen S. Implant placement post extraction in esthetic single tooth sites: When immediate, when early, when late? Periodontol 2000 2017; 73:84–102.

Buser D, Chen S. Factors influencing the treatment outcomes of implants in post-extraction sites In: Buser D, Wismeijer D, Belser UC (eds). ITI Treatment Guide, Vol 3: Implant Placement in Post-extraction Sites: Treatment Options. Berlin: Quintessence, 2008.

Buser D, Martin W, Belser UC. Optimizing esthetics for implant restorations in the anterior maxilla: Anatomic and surgical considerations. Int J Oral Maxillofac Implants 2004;19 (suppl):43–61.

Cardaropoli D, Re S, Corrente G. The Papilla Presence Index (PPI): A new system to assess interproximal papillary levels. Int J Periodontics Restorative Dent 2004;24:488–492.

Carlsson GE, Bergman B, Hedegård B. Changes in contour of the maxillary alveolar process under immediate dentures. A longitudinal clinical and x-ray cephalometric study covering 5 years. Acta Odontol Scand 1967;25:45–75.

Chackartchi T, Romanos GE, Sculean A. Soft tissue-related complications and management around dental implants. Periodontol 2000 2019;81:124–138.

Chappuis V, Araújo MG, Buser D. Clinical relevance of dimensional bone and soft tissue alterations post-extraction in esthetic sites. Periodontol 2000 2017;73:73–83.

Chen ST, Buser D. Esthetic outcomes following immediate and early implant placement in the anterior maxilla – a systematic review. Int J Oral Maxillofac Implants 2014; 29(suppl):186–215.

Chen ST, Darby IB, Reynolds EC, Clement JG. Immediate implant placement postextraction without flap elevation. J Periodontol 2009;80:163–172.

Chen L, Schärer P. Introduction. In: Naert I, van Steenberghe D, Worthington P. Osseointegration in Oral Rehabilitation: An Introductory Textbook. London: Quintessence, 1993.

Chiapasco M, Casentini P, Zaniboni M. Bone augmentation procedures in implant dentistry. Int J Oral Maxillofac Implants 2009; 24(suppl):237–259.

Chiapasco M, Casentini P. Horizontal bone-augmentation procedures in implant dentistry: Prosthetically guided regeneration. Periodontol 2000 2018;77:213–240.

Cho SC, Shetty S, Froum S, Elian N, Tarnow D. Fixed and removable provisional options for patients undergoing implant treatment. Compend Contin Educ Dent 2007;28: 604–624.

Choquet V, Hermans M, Adriaenssens P, Daelemans P, Tarnow DP, Malevez C. Clinical and radiographic evaluation of the papilla level adjacent to single-tooth dental implants. A retrospective study in the maxillary anterior region. J Periodontol 2001;72: 1364–1371.

Chu SJ, Salama MA, Salama H, Garber DA, Saito H, Sarnachiaro GO, Tarnow DP. The dual-zone therapeutic concept of managing immediate implant placement and provisional restoration in anterior extraction sockets. Compend Contin Educ Dent 2012; 33(7):524–532, 534.

Correia A, Rebolo A, Azevedo L, Polido W, Rodrigues PP. SAC Assessment Tool in implant dentistry: Evaluation of the agreement level between users. Int J Oral Maxillofac Implants 2020;35:990–994.

Cortellini P, Stalpers G, Mollo A, Tonetti MS. Periodontal regeneration versus extraction and prosthetic replacement of teeth severely compromised by attachment loss to the apex: 5-year results of an ongoing randomized clinical trial. J Clin Periodontol 2011;38:915–924.

Curtiss P, Warren P. The Dynamics of Life Skills Coaching. Prince Albert, Saskatchewan: Training Research and Development Station, Dept. of Manpower and Immigration, 1973.

Dawson A, Chen S (eds). The SAC Classification in Implant Dentistry. Berlin: Quintessence, 2009.

de Freitas RF, de Carvalho Dias K, da Fonte Porto Carreiro A, Barbosa GA, Ferreira MA. Mandibular implant-supported removable partial denture with distal extension: A systematic review. J Oral Rehabil 2012;39:791–798.

Derks J, Schaller D, Håkansson J, Wennström JL, Tomasi C, Berglundh T. Effectiveness of implant therapy analyzed in a Swedish population: Prevalence of peri-implantitis. J Dent Res 2016;95: 43–49.

Desjardins RP. Prosthesis design for osseointegrated implants in the edentulous maxilla. Int J Oral Maxillofac Implants 1992;7: 311–320.

Doyle DJ, Goyal A, Bansal P, Garmon EH. American Society of Anesthesiologists Classification. In: StatPearls. Treasure Island (FL): StatPearls, 2021.

Evans CD, Chen ST. Esthetic outcomes of immediate implant placements. Clin Oral Implants Res 2008;19:73–80.

Felton DA, Kanoy BE, Bayne SC, Wirthman GP. Effect of in vivo crown margin discrepancies on periodontal health. J Prosthet Dent 1991;65:357–364.

Furze D, Byrne A, Alam S, Brägger U, Wismeijer D, Wittneben JG. Influence of the fixed implant-supported provisional phase on the esthetic final outcome of implant-supported crowns: 3-year results of a randomized controlled clinical trial. Clin Implant Dent Relat Res 2019;21:649–655.

Gallucci GO, Guex P, Vinci D, Belser UC. Achieving natural-looking morphology and surface textures in anterior ceramic fixed rehabilitations. Int J Periodontics Restorative Dent 2007;27:117–125.

Gallucci GO, Hamilton A, Zhou W, Buser D, Chen S. Implant placement and loading protocols in partially edentulous patients: A systematic review. Clin Oral Implants Res 2018;29(suppl 16):106–134.

Gawande A. The Checklist Manifesto: How to Get Things Right. New York: Metropolitan Books, 2009.

Gobbato L, Paniz G, Mazzocco F, et al. Significance of crown shape in the replacement of a central incisor with a single implant-supported crown. Quintessence Int 2013;44: 407–413.

Hämmerle CH, Chen ST, Wilson TG Jr. Consensus statements and recommended clinical procedures regarding the placement of implants in extraction sockets. Int J Oral Maxillofac Implants 2004;19(suppl):26–28.

Heitz-Mayfield LJ, Huynh-Ba G. History of treated periodontitis and smoking as risks for implant therapy. Int J Oral Maxillofac Implants 2009;24(suppl):39–68.

Januário AL, Barriviera M, Duarte WR. Soft tissue cone-beam computed tomography: A novel method for the measurement of gingival tissue and the dimensions of the dentogingival unit. J Esthet Restor Dent 2008;20:366–374.

Jerjes W, Hopper C. Surgical experience, workload and learning curve vs postoperative outcome. Eur J Oral Implantol 2018;11(suppl 1):S167–S178.

Kan JY, Rungcharassaeng K, Umezu K, Kois JC. Dimensions of peri-implant mucosa: An evaluation of maxillary anterior single implants in humans. J Periodontol 2003;74: 557–562.

Kaufmann R, Friedli M, Hug S, Mericske-Stern R. Removable dentures with implant support in strategic positions followed for up to 8 years. Int J Prosthodont 2009;22:233–242.

Kim Y, Oh TJ, Misch CE, Wang HL. Occlusal considerations in implant therapy: Clinical guidelines with biomechanical rationale. Clin Oral Implants Res 2005;16:26–35.

Kois JC. Predictable single tooth peri-implant esthetics: Five diagnostic keys. Compend Contin Educ Dent 2001;22: 199–208.

Kruger J, Dunning D. Unskilled and unaware of it: How difficulties in recognizing one's own incompetence lead to inflated self-assessments. J Pers Soc Psychol 1999;77: 1121–1134.

Kwok V, Caton JG. Commentary: Prognosis revisited: A system for assigning periodontal prognosis. J Periodontol 2007; 78:2063–2071.

Lambert PM, Morris HF, Ochi S. Positive effect of surgical experience with implants on second-stage implant survival. J Oral Maxillofac Surg 1997;55(12 suppl 5):12–18.

Levine RA, Huynh-Ba G, Cochran DL. Soft tissue augmentation procedures for mucogingival defects in esthetic sites. Int J Oral Maxillofac Implants 2014;29(suppl):155–185.

Lin WS, Eckert SE. Clinical performance of intentionally tilted implants versus axially positioned implants: A systematic review. Clin Oral Implants Res 2018;29(suppl 16):78–105.

Lindhe J, Socransky SS, Nyman S, Westfelt E. Dimensional alteration of the periodontal tissues following therapy. Int J Periodontics Restorative Dent 1987;7:9–21.

Malo P, de Araújo Nobre M, Lopes A, Moss SM, Molina GJ. A longitudinal study of the survival of All-on-4 implants in the mandible with up to 10 years of follow-up. J Am Dent Assoc 2011;142:310–320.

Mankoo T. Maintenance of interdental papillae in the esthetic zone using multiple immediate adjacent implants to restore failing teeth – a report of ten cases at 2 to 7 years follow-up. Eur J Esthet Dent 2008;3:304–322.

Markus SJ. Interim esthetic restorations in conjunction with anterior implants. J Prosthet Dent 1999;82:233–236.

Martin AJ, Buschang PH, Boley JC, Taylor RW, McKinney TW. The impact of buccal corridors on smile attractiveness. Eur J Orthod 2007;29:530–537.

Martin W, Chappuis V, Morton D, Buser D. Preoperative risk assessment and treatment planning for optimal esthetic outcomes. In: Buser D, Chen S, Wismeijer D (eds). ITI Treatment Guide. Vol 10: Implant Therapy in the Esthetic Zone: Current Treatment Modalities and Materials for Single-tooth Replacements. Berlin: Quintessence, 2017:23–46.

Mattheos N, de Bruyn H, Hultin M, et al. Developing implant dentistry education in Europe: The continuum from undergraduate to postgraduate education and continuing professional development. Eur J Dent Educ 2014;18(suppl 1):3–10.

Matuliene G, Pjetursson BE, Salvi GE, et al. Influence of residual pockets on progression of periodontitis and tooth loss: Results after 11 years of maintenance. J Clin Periodontol 2008;35:685–695.

Mitrani R, Adolfi D, Tacher S. Adjacent implant-supported restorations in the esthetic zone: Understanding the biology. J Esthet Restor Dent 2005;17:211–223.

Mitrani R, Brudvik JS, Phillips KM. Posterior implants for distal extension removable prostheses: A retrospective study. Int J Periodontics Restorative Dent 2003;23:353–359.

Papaspyridakos P, De Souza A, Vazouras K, Gholami H, Pagni S, Weber HP. Survival rates of short dental implants (≤6 mm) compared with implants longer than 6 mm in posterior jaw areas: A meta-analysis. Clin Oral Implants Res 2018;29(suppl 16):8–20.

Patras M, Martin W. Simplified custom impression post for implant-supported restorations. J Prosthet Dent 2016; 115:556–559.

Payne AG, Tawse-Smith A, Wismeijer D, De Silva RK, Ma S. Multicentre prospective evaluation of implant-assisted mandibular removable partial dentures: Surgical and prosthodontic outcomes. Clin Oral Implants Res 2017; 28:116–125.

Pinsky HM, Taichman RS, Sarment DP. Adaptation of airline crew resource management principles to dentistry. J Am Dent Assoc 2010;141:1010–1018.

Polido WD, Aghaloo T, Emmett TW, Taylor TD, Morton D. Number of implants placed for complete-arch fixed prostheses: A systematic review and meta-analysis. Clin Oral Implants Res 2018;29(suppl 16):154–183.

Polido WD, Misch CM. An update on vertical bone augmentation. ITI Forum Implantologicum 2021;17(2):118–131.

Pollini A, Goldberg J, Mitrani R, Morton D. The lip-tooth-ridge classification: A guidepost for edentulous maxillary arches. Diagnosis, risk assessment, and implant treatment indications. Int J Periodontics Restorative Dent 2017;37: 835–841.

Renouard F, Amalberti R, Renouard E. Are "human factors" the primary cause of complications in the field of implant dentistry? Int J Oral Maxillofac Implants 2017;32: e55–e61.

Renouard F, Rangert B. Risk Factors in Implant Dentistry: Simplified Clinical Analysis for Predictable Treatment. Paris: Quintessence, 1999.

Renouard F, Rangert B. Risk Factors in Implant Dentistry: Simplified Clinical Analysis for Predictable Treatment, ed 2. Paris: Quintessence, 2008.

Richter WA, Ueno H. Relationship of crown margin placement to gingival inflammation. J Prosthet Dent 1973;30: 156–161.

Roccuzzo M, Bonino F, Aglietta M, Dalmasso P. Ten-year results of a three arms prospective cohort study on implants in periodontally compromised patients. Part 2: Clinical results. Clin Oral Implants Res 2012;23:389–395.

Roccuzzo M, Bonino L, Dalmasso P, Aglietta M. Long-term results of a three arms prospective cohort study on implants in periodontally compromised patients: 10-year data around sandblasted and acid-etched (SLA) surface. Clin Oral Implants Res 2014;25: 1105–1112.

Roccuzzo M, Grasso G, Dalmasso P. Keratinized mucosa around implants in partially edentulous posterior mandible: 10-year results of a prospective comparative study. Clin Oral Implants Res 2016;27:491–496.

Sailer H, Pajarola G. Oral Surgery for the General Dentist. Stuttgart: Thieme, 1999.

Salvi GE, Brägger U. Mechanical and technical risks in implant therapy. Int J Oral Maxillofac Implants 2009;24(suppl):69–85.

Salvi GE, Zitzmann NU. The effects of anti-infective preventive measures on the occurrence of biologic implant complications and implant loss: A systematic review. Int J Oral Maxillofac Implants 2014;29(suppl):292–307.

Sanavi F, Weisgold AS, Rose LF. Biologic width and its relation to periodontal biotypes. J Esthet Dent 1998;10:157–163.

Schnitman PA. The profile prosthesis: An aesthetic fixed implant-supported restoration for the resorbed maxilla. Pract Periodontics Aesthet Dent 1999;11:143–151.

Schropp L, Wenzel A, Kostopoulos L, Karring T. Bone healing and soft tissue contour changes following single-tooth extraction: A clinical and radiographic 12-month prospective study. Int J Periodontics Restorative Dent 2003; 23:313–323.

Schulte W. Implants and the periodontium. Int Dent J 1995; 45: 16–26.

Sculean A, Gruber R, Bosshardt DD. Soft tissue wound healing around teeth and dental implants. J Clin Periodontol 2014;41 (suppl 15):S6–S22.

Sendyk DI, Chrcanovic BR, Albrektsson T, Wennerberg A, Zindel Deboni MC. Does surgical experience influence implant survival rate? A systematic review and meta-analysis. Int J Prosthodont 2017;30(30):341–347.

Shahdad S. Patient Dental Factors. International Team for Implantology, 2015. https://www.iti.org/academy/theory-and-principles/learning-module/-/module/patient-dental-factors/211. Accessed 15 October 2021.

Shahdad S. Site-Specific Clinical Examination. International Team for Implantology, 2015. https://www.iti.org/academy/theory-and-principles/learning-module/-/module/site-specific-clinical- examination/214. Accessed 15 October 2021.

Shahmiri RA, Atieh MA. Mandibular Kennedy Class I implant-tooth-borne removable partial denture: A systematic review. J Oral Rehabil 2010;37:225–234.

Stein RS. Pontic-residual ridge relationship: A research report. J Prosthet Dent 1966;16:251–285.

Stellini E, Comuzzi L, Mazzocco F, Parente N, Gobbato L. Relationships between different tooth shapes and patient's periodontal phenotype. J Periodontal Res 2013; 48:657–662.

Stilwell C. Occlusion on Fixed Implant Prostheses. International Team for Implantology, 2015. https://www.iti.org/academy/theory-and-principles/learning-module/-/module/occlusion-on-fixed-implant-prostheses/229. Accessed 15 October 2021.

Takei HH. The interdental space. Dent Clin North Am 1980; 24: 169–176.

Tallgren A. The reduction in face height of edentulous and partially edentulous subjects during long-term denture wear. A longitudinal roentgenographic cephalometric study. Acta Odontol Scand 1966;24:195–239.

Tallgren A. The effect of denture wearing on facial morphology. A 7-year longitudinal study. Acta Odontol Scand 1967;25:563–592.

Tan WL, Wong TL, Wong MC, Lang NP. A systematic review of post-extractional alveolar hard and soft tissue dimensional changes in humans. Clin Oral Implants Res 2012; 23(suppl 5):1–21.

Tarnow DP, Cho SC, Wallace SS. The effect of inter-implant distance on the height of inter-implant bone crest. J Periodontol 2000; 71:546–549.

Tarnow D, Elian N, Fletcher P, et al. Vertical distance from the crest of bone to the height of the interproximal papilla between adjacent implants. J Periodontol 2003;74 :1785–1788.

Taylor TD. Fixed implant rehabilitation for the edentulous maxilla. Int J Oral Maxillofac Implants 1991;6:329–337.

Tjan AH, Miller GD, The JG. Some esthetic factors in a smile. J Prosthet Dent 1984;51:24–28.

Van der Weijden F, Dell'Acqua F, Slot DE. Alveolar bone dimensional changes of post-extraction sockets in humans: A systematic review. J Clin Periodontol 2009;36: 1048–1058.

Vig RG, Brundo GC. The kinetics of anterior tooth display. J Prosthet Dent 1978;39:502–504.

Vorster C. Additional Diagnostic Investigations. International Team for Implantology, 2015. https://www.iti.org/academy/theory-and-principles/learning-module/-/module/additional-diagnostic-investigations/216.v Accessed 15 October 2021.

Weber HP. Structured Assessment and Treatment Planning. International Team for Implantology, 2015. https://www.iti.org/academy/theory-and-principles/learning-module/-/module/structured-assessment-and-treatment-planning/207. Accessed 13 October 2021.

Weber HP, Morton D, Gallucci GO, Roccuzzo M, Cordaro L, Grutter L. Consensus statements and recommended clinical procedures regarding loading protocols. Int J Oral Maxillofac Implants 2009; 24(suppl):180–183.

Weisgold AS. Contours of the full crown restoration. Alpha Omegan 1977;70:77–89.

West CP, Huschka MM, Novotny PJ, et al. Association of perceived medical errors with resident distress and empathy: A prospective longitudinal study. JAMA 2006;296: 1071–1078.

Wismeijer D, Buser D, Belser U (eds). ITI Treatment Guide. Vol 4: Loading Protocols in Implant Dentistry: Edentulous Patients. Berlin: Quintessence, 2010.

Wismeijer D, Chen S, Buser D (eds). ITI Treatment Guide. Vol 6: Extended Edentulous Spaces in the Esthetic Zone. Berlin: Quintessence, 2012.

Zancopé K, Abrão GM, Karam FK, Neves FD. Placement of a distal implant to convert a mandibular removable Kennedy class I to an implant-supported partial removable Class III dental prosthesis: A systematic review. J Prosthet Dent 2015;113:528–33.e3.

Zitzmann NU, Marinello CP. Fixed or removable implant-supported restorations in the edentulous maxilla: Literature review. Pract Periodontics Aesthet Dent 2000;12:599–609.

Zitzmann NU, Marinello CP. Treatment plan for restoring the edentulous maxilla with implant-supported restorations: Removable overdenture versus fixed partial denture design. J Prosthet Dent 1999;82:188–196.

The SAC Classification in Implant Dentistry